AF474314

L'ANATOMIE
DES MAITRES

MATHIAS DUVAL ET ALBERT BICAL

L'ANATOMIE DES MAITRES

TRENTE PLANCHES

REPRODUISANT LES ORIGINAUX DE

LÉONARD DE VINCI, MICHEL-ANGE, RAPHAËL, GÉRICAULT, ETC.

Accompagnées de Notices explicatives

ET PRÉCÉDÉES D'UNE

HISTOIRE DE L'ANATOMIE PLASTIQUE

OUVRAGE PUBLIÉ EN CINQ LIVRAISONS

PARIS

MAISON QUANTIN

COMPAGNIE GÉNÉRALE D'IMPRESSION ET D'ÉDITION

7, RUE SAINT-BENOIT, 7

1890

INTRODUCTION

En feuilletant les collections des dessins des Maitres, on est frappé du nombre et de l'excellence des études anatomiques qu'ils nous ont laissées. Réunir ces études, en former un atlas, qui puisse servir à l'instruction des artistes, tel est le but du présent ouvrage.

Examinées par un anatomiste de profession, ces planches peuvent être parfois, dans quelques détails, l'objet de justes critiques au point de vue des données rigoureuses de la science anatomique actuelle, et celui qui oublierait que la plupart de ces dessins remontent aux premiers temps des études anatomiques pourrait se plaire à y relever nombre d'inexactitudes diverses, mais secondaires. Toutefois les artistes, auxquels cet ouvrage est destiné, les amateurs des choses de l'art, et tous ceux qui recherchent les données historiques de l'évolution de l'esprit humain, sauront apprécier la haute valeur de ces dessins, et par suite le véritable caractère de cette publication. Les études anatomiques qui ont servi à Léonard de Vinci et à Michel-Ange pour produire leurs immortels chefs-d'œuvre paraîtront, aux yeux des artistes, des documents incomparables pour l'intelligence de la forme humaine, et c'est avec un sentiment particulier de confiance et d'admiration que les peintres et sculpteurs analyseront ces formes sous la direction même et pour ainsi dire avec les leçons des maitres les plus illustres.

Depuis Léonard de Vinci, jusqu'à Géricault, l'histoire de ces maîtres nous apprend que chacun d'eux avait médité de mettre au jour un Traité d'Anatomie des formes, et qu'ils avaient étudié le squelette et l'écorché, non seulement pour leur instruction propre, mais encore dans un but d'enseignement plus général. En réunissant les éléments de leur œuvre didactique inachevée, nous pouvons donc dire que nous réalisons leur pensée. C'est ainsi que, par exemple, pour l'anatomie des formes du cheval, MM. Félix Régamey et Kuhff publiaient récemment les dessins laissés par Guillaume Régamey [1].

Le présent ouvrage se compose de deux parties : un texte, comprenant l'Histoire de l'Anatomie plastique; un Atlas de trente planches, reproduisant les dessins dont nous venons d'indiquer l'origine. Un mot sur chacune de ces parties.

L'Histoire de l'Anatomie plastique nous montre la grande part que les artistes ont prise à la fondation de la science anatomique. Préciser cette part et voir comment les peintres et sculpteurs de la Renaissance ont associé leurs efforts à ceux des médecins et des chirurgiens, était bien indiqué aujourd'hui, alors que nous voyons avec quel intérêt des chercheurs aussi bien inspirés que MM. Charcot et P. Richer s'attachent à nous révéler le

1. *Atlas de l'Anatomie des formes du cheval à l'usage des peintres et sculpteurs*, par Guillaume Régamey, publié sous la direction de M. Félix Régamey, avec texte par le Dr Kuhff. Paris, Germer Baillière.

soin qu'ont mis les maîtres dans la reproduction même des choses de la médecine proprement dite[1]. — Les recherches sur les dessins anatomiques des maîtres nous ont du reste été singulièrement facilitées par l'excellent ouvrage de L. Choulant[2] et par les riches collections que possède la bibliothèque de l'École nationale des beaux-arts. Nous ne saurons jamais assez remercier M. Eugène Muntz, conservateur de ces collections, qui nous a guidés dans nos recherches avec une complaisance aussi inépuisable que sa science. Malgré de si précieuses ressources, nous ne nous dissimulons pas ce que peut laisser d'imparfait cet essai sur l'Histoire de l'Anatomie des formes et la collection de dessins qui en est la partie essentielle; qu'elle présente des lacunes, nous le savons, car nous ne nous sommes pas attachés à donner tous les dessins anatomiques des Maîtres, mais nous avons dû faire un choix basé sur le but didactique que nous avions en vue; qu'elle présente quelques inexactitudes, nous ne saurions, malgré nos soins, espérer le contraire, alors que nos recherches nous ont à chaque pas montré combien il était difficile, au milieu des assertions souvent contradictoires des divers historiens, de trouver et de suivre la bonne voie. Ceux qui voudront juger de la difficulté de la plupart des questions soulevées n'auront qu'à relire, par exemple, l'étude du docteur Turner sur les portraits d'André Vésale[3], chef-d'œuvre de patiente et d'ingénieuse critique, qu'il ne nous a pas toujours été facile d'imiter.

Peut-être, en lisant les paragraphes qui traitent des études anatomiques des maîtres italiens, puis celui relatif à l'anatomie dans les Pays-Bas, pourra-t-on trouver qu'il y a parfois une trop large part faite à l'histoire de médecins anatomistes, et non d'artistes proprement dits. Mais qu'on veuille bien faire attention qu'à ces époques la plus étroite intimité a régné, par le fait d'études communes, entre les médecins et les artistes célèbres, et que l'histoire des uns ne peut être faite sans celle des autres : c'est ainsi qu'au nom de Léonard de Vinci est à jamais attaché celui de l'anatomiste Antonio della Torre, le nom de Michel-Ange à celui de Colombo; c'est ainsi que Agostino Carrache était lui-même médecin et anatomiste, que Rosso va avec Charles Estienne, Benvenuto Cellini avec Vidus Vidius et Berenger de Carpi.

Les planches qui forment la partie la plus importante et la plus didactique de cette publication ont été dessinées avec la plus rigoureuse exactitude et reproduites par les procédés modernes de la photographie. Dans chaque planche nous avons parfois groupé divers dessins de différents maîtres, nous guidant, pour ce groupement, d'après la nature du sujet et l'utilité didactique. — Nous ne pouvions songer à surcharger ces dessins originaux des maîtres par des lettres et chiffres de renvoi, nécessaires cependant pour l'explication. C'est pourquoi la légende explicative, placée en face de la planche, a dû contenir des décalques reproduisant l'indication des parties qui comportent ces lettres de renvoi. On s'apercevra que parfois ces décalques renferment de très légères modifications, des corrections de détails, pour tout dire. Nous avons cru pouvoir et devoir agir ainsi afin que notre but didactique fût atteint, et encore ne l'avons-nous fait qu'avec une très grande réserve : nous espérons avoir ainsi concilié deux sentiments également chers aux artistes et aux anatomistes : le respect des maîtres et le respect de la vérité scientifique.

1. J.-M. Charcot et Paul Richer. *Les Démoniaques dans l'art.* Paris, 1887.
Voy. aussi : *le Mascaron grotesque de l'église Santa-Maria-Formosa à Venise et l'hémispasme glosso-labio hystérique*, par Charcot et Richer. (Nouvelle iconographie de la Salpêtrière.) — *Étude sur la grande hystérie*, par Paul Richer, 1885 (avec un appendice intitulé : l'Hystérie dans l'art).

2. Ludwig Choulant. *Geschichte und Bibliographie der anatomischen Abbildung nach ihrer Beziehung auf anatomische Wissenschaft und bildende Kunst.* Leipzig, 1852.

3. Turner. *Le portrait d'André Vésale au musée du Louvre* (*Gazette hebdomadaire de médecine et de chirurgie*, 1877, p. 437).

L'ANATOMIE PLASTIQUE

SON HISTOIRE — SON IMPORTANCE — SON MODE D'ÉTUDE

Tout le monde aujourd'hui est bien convaincu que des connaissances réelles et solides doivent servir de base à toute manifestation de la pensée de l'artiste, et, puisque la reproduction de la forme humaine est la plus haute expression de l'art, on ne saurait être étonné de voir l'anatomie, qui doit nous donner l'explication de ces formes, occuper une large part dans les programmes d'enseignement de toutes nos écoles d'art.

Il pourrait donc paraître tout à fait superflu d'exposer ici en détail les raisons pour lesquelles l'anatomie est devenue aujourd'hui l'une des principales sources de renseignements scientifiques auxquelles vont puiser les artistes. Nous nous proposons cependant de faire cet exposé afin de montrer sous leur véritable jour quelques questions qui s'y rapportent, et de ramener à leur juste signification quelques objections, dont la plupart n'ont plus elles-mêmes qu'une valeur historique. Mais, comme une pareille étude manquerait d'intérêt pratique si elle n'était reliée d'une manière directe à l'indication détaillée de la méthode d'après laquelle l'artiste doit se livrer aujourd'hui aux études anatomiques, nous chercherons à atteindre parallèlement ces deux buts en examinant successivement les questions suivantes : — Qu'est-ce que l'anatomie, et qu'est-ce en particulier que l'anatomie plastique ou anatomie des formes ? — Comment les Grecs sont-ils parvenus, sans études anatomiques proprement dites, à une si parfaite connaissance et à une si merveilleuse interprétation des formes du corps humain ? — Comment, depuis la Renaissance, l'étude de l'anatomie a-t-elle dû venir suppléer à l'absence des conditions dans lesquelles étaient placés les artistes de la Grèce, conditions tout à fait spéciales et irréalisables de nos jours ? — Quelle est la valeur des diverses critiques faites à l'étude de l'anatomie plastique.

I

Définition de l'*anatomie* en général. — Divers points de vue auxquels on étudie l'anatomie. — Anatomie descriptive. — Anatomie topographique. — Anatomie générale. — Anatomie plastique ou des formes extérieures. — Anthropologie.

L'étymologie même du mot *anatomie* nous précise sa signification générale (ανα, à travers, τομη, section); l'anatomie est la science qui, en nous faisant pénétrer dans la profondeur des parties d'un corps, nous apprend à connaître le nombre, la forme, la nature, les rapports, les connexions de ces parties. A ce point de vue général et étymologique, le nom même de cette science est synonyme de la dénomination employée pour désigner son principal, on peut même dire son unique moyen d'investigation, la *dissection (di, secare,* couper en écartant). Mais si toutes les connaissances anatomiques sont le résultat de la dissection, bien différents sont les buts pour lesquels ces connaissances peuvent être acquises et l'usage qui en sera fait.

L'anatomie peut d'abord être étudiée à un point de vue purement *scientifique,* sans autre but que celui d'arriver à la connaissance de la constitution organique de l'homme et des animaux. En satisfaisant ce désir si noble et si légitime qu'a l'homme de savoir le comment et le pourquoi des choses, cette étude amène à des connaissances d'une haute portée philosophique. C'est ainsi qu'en démontrant des analogies d'organisation entre les êtres en apparence les plus différents, l'anatomie amène à concevoir entre ces êtres des rapports que, pendant longtemps, on a considérés comme purement idéaux (théorie de l'unité de plan dans la création), et qu'aujourd'hui on tend à considérer comme matériels, réels, c'est-à-dire comme représentant une véritable filiation des êtres inférieurs aux êtres supérieurs (théorie de l'évolution, du transformisme, du darwinisme). Quoique ces questions, malgré leur intérêt philosophique, ne répondent à aucun des besoins directs de l'artiste, les livres d'anatomie pure seront cependant souvent consultés par lui avec fruit. De ces ouvrages, les uns portent le nom de *Traités d'anatomie descriptive,* les autres celui de *Traités d'anatomie comparée.* Les traités d'anatomie descriptive ayant essentiellement pour objet l'organisme humain, qui est toujours le point de départ de toute étude et la base la plus solide de toute connaissance anatomique, présentent une description complète et méthodique de toutes les parties composantes du corps humain ; et si, dans les chapitres consacrés à la description des viscères *(splanchnologie),* du cerveau et des nerfs *(névrologie),* des vaisseaux artériels *(angéiologie),* l'artiste ne trouve rien qui soit d'une application quelconque dans les reproductions plastiques des formes extérieures, par contre il pourra puiser un fécond enseignement dans tous les chapitres qui traitent des organes du mouvement, c'est-à-dire des *(os os-*

téologie), des articulations *(arthrologie)* et des muscles *(myologie)*[1]. A vrai dire, les traités d'anatomie plastique, dont nous parlerons dans un instant, ne sont, à certains égards, autre chose qu'une reproduction abrégée de ces dernières parties des traités classiques d'anatomie descriptive, reproductions faites avec un certain choix et une certaine méthode, de manière à ne présenter à l'artiste que ce qui doit lui être utile. Quant aux traités d'*anatomie comparée,* ils sont de même, pour quiconque s'applique à reproduire les formes des animaux, une précieuse source de renseignements, dont le seul défaut est d'être trop complète, et exige de même, pour les besoins de l'enseignement plastique, qu'un certain choix soit opéré parmi les nombreuses questions dont s'occupent ces traités.

Nous avons ensuite les ouvrages d'*anatomie appliquée;* la plupart, on en conçoit facilement la raison, ont pour objet les applications à la médecine et surtout à la chirurgie. Ces derniers portent le titre de *Traités d'anatomie chirurgicale,* ou d'*anatomie des régions* (ou d'*anatomie topographique,* de τόπος, région). D'après cette idée que l'anatomie chirurgicale a essentiellement pour objet d'instruire l'opérateur sur les rapports des organes qu'il peut atteindre, et pour lesquels il doit connaître des points de repère extérieurs fixes et précis, on pourrait tout d'abord penser que l'artiste aurait avantage à consulter ces ouvrages, et pourrait aussi bien profiter des points de repère, des rapports, des détails de forme, alors même que ces détails ont été décrits en vue des applications chirurgicales. Or ce serait là une grande erreur; il suffira, pour s'en convaincre, de jeter les yeux sur les dessins qui accompagnent d'ordinaire ces ouvrages et servent à en compléter le texte. On verra alors que la plupart des régions du corps n'y sont pas représentées dans leurs formes naturelles, c'est-à-dire avec les dispositions que l'artiste doit apprendre à lire pour ainsi dire à travers la peau, sur le modèle vivant. S'il s'agit par exemple de la région postérieure du genou (région du jarret ou *creux poplité,* selon l'expression des traités d'anatomie chirurgicale), on verra que, même chez un sujet dont la jambe est en extension complète sur la cuisse, cette région est représentée, dans les traités en question, comme un large creux losangique, limité par des muscles très écartés, tandis qu'en réalité la région postérieure du genou, dans l'extension de la jambe, ne présente nullement la forme d'un creux, les muscles qui contribuent à produire le modelé de cette partie étant en contact immédiat les uns avec les autres, et l'un de ces muscles (le demi-membraneux) formant même une saillie très nette, par l'extrémité inférieure de son corps charnu, dans la partie médiane de cette région. C'est qu'en effet le chirurgien, ayant surtout à agir sur des organes profonds, et notamment sur les vaisseaux artériels qui sont, avec les cordons nerveux, placés profondément dans les interstices musculaires, il faut que l'anatomie, étudiée à ce point de vue, mette en évidence ces interstices musculaires et en exagère la largeur, pour rendre accessible à l'œil les artères qui en occupent le fond : il s'agit avant tout de rendre évidents les chemins par lesquels l'instrument de l'opérateur pourra se glisser vers une partie profonde, en s'insinuant entre les parties superficielles ; c'est pourquoi on exagère la largeur de ces chemins en figurant entre les parties superficielles des interstices artificiellement dilatés. Telle est l'origine légitime, à ce point de vue spécial, du *creux poplité* tel que le décrivent et le figurent les traités d'anatomie chirurgicale. Mais l'artiste se laisserait singulièrement égarer s'il s'en rapportait à ces enseignements anatomiques.

Puisque nous en sommes à faire une sorte de revue générale des diverses études anatomiques, et que nous sommes ainsi amenés à nous demander, à propos d'un ouvrage qui porte le titre de *Traité d'anatomie,* si l'artiste a quelque intérêt à consulter cet ouvrage, selon que ce titre sera suivi de telle ou telle désignation spécifiant son caractère et son but scientifique ou pratique, qu'il nous soit permis de continuer sous cette forme bibliographique, et de dire un mot des ouvrages intitulés *Traités d'anatomie générale.* Nous avons vu que l'artiste ne pourrait, qu'avec le danger de se trouver en présence d'indications trompeuses, ouvrir les traités d'anatomie chirurgicale; que, par contre, il aurait toujours à gagner dans la pratique des traités d'anatomie descriptive ou d'anatomie comparée; d'après cette dernière indication, le titre de *Traité d'anatomie générale* pourrait paraître présenter un ouvrage séduisant pour l'artiste, si, s'en tenant à ce que semblent indiquer ces mots, en dehors de toute acception spéciale, on s'attendait à trouver dans ces traités une série de *considérations générales* sur l'anatomie, sur les diverses parties qu'elle décrit, sur les divers organismes dont elle peut embrasser l'étude. Mais il n'en est rien. L'anatomie générale est une science tout à fait à part, ayant non plus pour objet l'étude de la forme et de la disposition des organes, mais bien l'étude de la constitution intime de ces organes, de leur composition élémentaire, de leur constitution chimique. L'instrument qui sert aux recherches d'anatomie générale est le microscope, qui permet d'apercevoir et de déterminer la nature des fibres et des cellules qui composent un tissu, et d'apprécier quelle part prennent divers tissus à la constitution d'un organe. En un mot, l'expression d'*anatomie générale* est à peu près synonyme de celle d'*anatomie microscopique,* et il suffit de signaler cette dernière dénomination pour montrer que l'artiste n'a rien à chercher dans les ouvrages qui la portent en titre.

Pour en revenir aux études et aux ouvrages d'anatomie appliquée à un but spécial, il nous reste, et alors nous allons rentrer complètement dans notre sujet, il nous reste à signaler les traités d'*anatomie plastique,* c'est-à-dire d'anatomie appliquée à l'interprétation des formes extérieures du corps *(anatomie artistique, anatomie des formes extérieures,* etc.).

Ici la nature des applications est trop bien connue de ceux à qui je m'adresse, pour qu'il y ait lieu de préciser la nature de ce genre d'études anatomiques et l'importance des ouvrages qui portent ce titre. Je voudrais seulement, pour le moment, signaler ce fait, à savoir que les *traités d'anatomie plastique* ont à examiner non seulement la forme et les rapports des parties qu'ils décrivent, mais qu'ils doivent encore fournir des notions précises sur les fonctions de ces parties : ainsi il ne suffit pas à l'artiste de connaître la situation et le modelé de tel muscle ou de tel groupe de muscles, il lui faut encore apprendre quels sont les mouvements qu'effectuent ces muscles, c'est-à-dire dans quelles circonstances leurs contours et leurs saillies sont plus ou moins accentués et même complètement modifiés. Il ne suffit pas de connaître les veines, qui, sous forme de cordons noueux, parcourent telle région d'un membre ou du tronc, il faut encore savoir dans quelles attitudes, dans quels genres d'efforts, ces veines se gonflent et deviennent saillantes,

1. Parmi les traités d'anatomie descriptive, il faut citer, comme hors ligne, celui du professeur C. Sappey. Ce monument de la science anatomique, aujourd'hui à sa quatrième édition, restera un modèle autant par sa méthode et sa clarté que par les admirables et innombrables figures intercalées dans le texte (Ph.-C. Sappey, *Traité d'anatomie descriptive,* 4e édition. Paris, 1888-1889). Dans notre petit *Précis d'anatomie à l'usage des artistes* (Bibliothèque de l'Enseignement des Beaux-Arts. Paris, Quantin), nous avons été assez heureux pour obtenir du professeur Sappey l'autorisation d'emprunter à son ouvrage les figures d'ostéologie et de myologie. — Voy. aussi Charles Morel et Mathias Duval, *Manuel de l'anatomiste.* Paris 1883. — Les premiers ouvrages d'anatomie (André Vésale, etc.) seront indiqués plus loin, dans l'histoire de cette époque où les artistes et les médecins de la Renaissance mettent en commun leurs recherches anatomiques, et où on voit étroitement associés les noms de Léonard de Vinci et d'Antonio della Torre, de Michel-Ange et de Colombo, de Rosso et de Charles Estienne, de Benvenuto Cellini et de Berenger de Carpi, etc.

ou bien s'affaissent et disparaissent presque à la vue. Il faut donc que tout ouvrage d'anatomie des formes, pour être complet, contienne, outre les détails descriptifs, des indications précises sur l'usage des parties : il faut qu'il traite à la fois de l'*anatomie* et de la *physiologie*, surtout pour ce qui est des organes de la locomotion (os, articulations, muscles). C'est pourquoi, dans tout enseignement de l'anatomie à un auditoire d'artistes, deux modes de démonstration doivent être faits parallèlement : d'une part, la démonstration anatomique proprement dite, faite à l'aide d'un sujet disséqué, d'un écorché en plâtre, d'un squelette, de dessins divers, etc. ; d'autre part, la démonstration physiologique à l'aide du modèle vivant, sur lequel, selon les attitudes qu'on lui fait prendre et les actions ou mouvements qu'on lui fait accomplir, on constate comment se comportent les muscles, les tendons et les parties articulaires en rapport avec ces mouvements et ces attitudes. On pourrait même dire que cette seconde partie de l'enseignement est la plus essentielle, la partie anatomique n'étant qu'une sorte de préparation pour apprendre plus vite et plus sûrement à reconnaître à travers la peau l'expression de vie et d'activité produite par les modelés spéciaux à chaque état d'action des membres et du tronc. Aussi peut-on arriver, d'une manière empirique, c'est-à-dire par le fait d'observations longues et persévérantes, à acquérir, par la simple étude du modèle en action, des notions très précises et très systématiques sur la charpente osseuse et la musculature du corps humain. C'est à cette sorte d'anatomie sur le vivant qu'en étaient réduits les artistes de l'antiquité, initiés aux secrets des formes par la contemplation incessante de la plastique vivante du gymnase. Il nous paraît donc intéressant d'examiner dès maintenant les conditions spéciales dans lesquelles étaient placés à cet égard les artistes de la Grèce, avant de pousser plus loin l'examen de ce que doit être aujourd'hui l'étude de l'anatomie plastique, et surtout avant de passer en revue les divers ouvrages qui ont été consacrés à cet enseignement.

Mais qu'il nous soit permis encore de signaler, pour ne pas avoir à y revenir, un ordre particulier de traités d'anatomie, qui, en apparence étrangers aux arts plastiques, s'y rattachent cependant par des liens nombreux. Nous voulons parler des traités d'*anthropologie*. L'anthropologie est la science qui s'occupe, à un point de vue philosophique et parfois pratique, de la place de l'homme à côté des autres animaux, de l'origine de la forme humaine, de son évolution, de sa distribution géographique. Nous n'avons ici à retenir que ce dernier titre : l'anthropologie s'occupe des races humaines, qu'elle classe, définit et décrit d'après leurs caractères anatomiques. Il y a à peine un siècle, lorsqu'un peintre plaçait dans une composition un personnage de race africaine, il croyait trop souvent pouvoir se contenter de lui donner une peau noire, pour lui donner les attributs de la race nègre[1]. Nous avons appris aujourd'hui que les caractères de colorations du tégument ne sont que l'un des très nombreux traits spécifiques des races, et que la forme de la tête, la grandeur de l'angle facial, la proéminence des dents et du menton, la saillie des pommettes ou du front, sans parler des proportions générales du corps, représentent, pour chaque race, des signes ethniques au moins aussi constants et en tout cas plus caractéristiques ; et l'on en trouverait de tout aussi significatifs en ayant égard aux proportions des membres entre eux et avec le tronc. C'est pourquoi à notre époque, où l'artiste vise en tout à l'exactitude historique, comme dans les détails du costume ou de l'architecture, et à l'exactitude géographique, comme dans les détails de la végétation et de l'aspect du pays où il place une scène, il n'est pas surprenant de le voir aspirer également à une exactitude ethnique, pour laquelle il ne pourra se préparer à de fertiles études, ou reconstituer ses notes et souvenirs, qu'en consultant les ouvrages consacrés à la description des races, et, d'une manière plus complète encore, les *traités d'anthropologie générale*[1].

1. Voir à cet égard, ci après, l'indication des travaux de Camper et ses études sur l'*angle facial*.

II

Précision et exactitude du modelé anatomique dans les œuvres des artistes de la Grèce. — Études sur *le Gladiateur*. — Les anciens n'ont pas fait d'anatomie, pas disséqué. — Les Égyptiens et les Grecs. — Aristote et Galien. — Sources auxquelles les artistes ont puisé leurs connaissances anatomiques des formes. — Culte de la forme athlétique, mœurs des Spartiates. — Les statues athlétiques.

La seconde question que nous devons examiner est de savoir si les artistes de la Grèce, qui ont rendu la forme humaine avec une si merveilleuse exactitude anatomique, ont puisé dans l'étude de l'anatomie les connaissances profondes dont ils ont fait preuve; et, s'ils n'ont pas étudié l'anatomie, par quelles études autres, par quelles circonstances de milieu, ils se sont trouvés à même d'acquérir ces connaissances.

Sans parler des proportions du corps, et en nous en tenant à ce qui concerne les modelés correspondant aux corps charnus des muscles, aux tendons, aux renflements articulaires des os, il suffit de la moindre pratique des chefs-d'œuvre de l'art grec pour être frappé d'admiration en reconnaissant avec quelle précision anatomique et quelle vérité physiologique les anciens ont rendu la forme humaine, soit au repos, soit en mouvement. Parmi les œuvres de Phidias, outre ce qui nous reste des frises du Parthénon (Panathénées) et des métopes (Combat des Satyres et des Lapithes), les deux grandes figures, relativement complètes, dites l'une le *Thésée* et l'autre l'*Ilissus*, sont l'un des plus beaux exemples que l'on puisse citer comme types d'œuvres auxquelles l'anatomiste le plus sévère ne saurait trouver une imperfection, et en présence desquelles il ne trouve à exprimer d'autre sentiment que celui d'un étonnement plein d'admiration ; et cela, alors même que cet anatomiste sévère aborderait l'examen de ces œuvres antiques avec des idées préconçues, et, comme cela est arrivé plus d'une fois, avec le parti pris d'y trouver matière à critiques. En face de ces modelés si simples et si vrais, tout parti pris de critique s'évanouit, tant sont rendus avec précision non seulement les reliefs musculaires, mais encore les saillies à demi voilées qui, dans certaines régions, permettent de deviner la charpente osseuse et les déplacements ou inflexions que, selon le mouvement, les diverses pièces doivent subir les unes sur les autres. Pour rappeler encore quelques exemples entre mille, nous pouvons citer le *Discobole* de Myron, ou, parmi les œuvres de Lysippe et de Praxitèle, le *Faune au repos ;* et enfin, pour terminer par une œuvre qui a été choisie comme modèle dans tous les cours d'anatomie plastique, le *Gladiateur* d'Agassiaz. C'est dans ce dernier particulièrement, vu l'énergie du mouvement représenté, qu'on ne saurait trop admirer la précision physiologique avec laquelle l'artiste a tenu compte du modelé différent des muscles selon leur état de contraction ou de relâche-

1. Voir, entre autres : A. Hovelacque et G. Hervé, *Précis d'anthropologie*. (Bibliothèque anthropologique. Paris, 1887.)

ment relatif; ici, pour les membres supérieurs comme pour les inférieurs, sur l'un des côtés le membre est en extension forcée, il est au contraire en demi-flexion sur le côté opposé; aussi le contraste le plus caractéristique existe-t-il dans le modelé musculaire de chacun des membres. Pour prendre un exemple, d'une analyse assez délicate, et qui exige de réelles connaissances anatomiques, qu'on considère comparativement sur la cuisse droite et sur la cuisse gauche, chez le *Gladiateur*, le modelé du *muscle tenseur du fascia lata*, muscle relativement peu volumineux, mais toujours bien visible sous la peau qu'il soulève; ce muscle est fléchisseur de la cuisse sur le bassin, et en même temps rotateur au dedans du membre inférieur. Il doit donc être court, large et saillant sur tout membre inférieur qui est dans le double mouvement susindiqué; allongé au contraire, peu large et presque effacé sur tout membre inférieur qui est en extension avec la pointe du pied tournée en dehors. Le premier mouvement est celui de la cuisse et de la jambe droite du *Gladiateur*; le second mouvement est celui de la cuisse et de la jambe gauche; aussi voyons-nous à droite le tenseur du fascia lata représenté par un modelé saillant, de forme à peu près quadrilatère, c'est-à-dire aussi large que long; ici la contraction du muscle saute aux yeux. Le modelé de cette même partie est au contraire allongé et fusiforme du côté gauche; le muscle, étiré par l'action de ses antagonistes, est ici fusiforme et relativement effacé; on voit au premier coup d'œil qu'il n'est pas une des puissances actives déterminant en ce moment l'attitude et le mouvement du membre correspondant.

Il est donc incontestable que les artistes grecs sont parvenus à rendre la forme humaine avec le degré de précision anatomique le plus parfait qu'un artiste moderne puisse espérer de réaliser, fort de longues et patientes études en anatomie. De ceci quelques critiques ont pensé pouvoir conclure que les anciens auraient réellement étudié l'anatomie humaine, se seraient livrés à des dissections. Or, en examinant sérieusement la question, on arrive, comme nous allons le voir, à cette conviction qu'il n'y a pas eu, pour les artistes de la Grèce et de Rome, possibilité de puiser des renseignements dans des études anatomiques proprement dites, c'est-à-dire dans des travaux de dissection sur des cadavres humains.

Comme l'art grec n'était pas sans avoir reçu plus d'une tradition de l'art égyptien, on a pu penser que peut-être ce dernier possédait des connaissances anatomiques, et quelques auteurs ont cru trouver des arguments en faveur de cette opinion en rappelant l'habitude qu'avaient les Égyptiens d'embaumer les corps humains, opération pour laquelle ils ouvraient l'abdomen, vidaient la boîte crânienne[1]. D'autre part, on a pu penser que des notions d'anatomie comparée auraient été assez répandues chez les anciens, en vertu des pratiques d'apparence anatomiques qui avaient lieu dans les cérémonies des sacrifices, puisque les aruspices, après avoir dépouillé l'animal sacrifié, divisaient son corps en diverses parties et, en tout cas, examinaient attentivement certains viscères, tels que le foie et les intestins. Le Dr Chereau, dans un savant article (voy. Art. *Anatomie*, au t. IV, 1re série, du *Dict. Encyclop. des sciences médicales*, pages 206 et 207), se livrant à une critique approfondie de ces prétendues preuves que les anciens auraient poussé très loin leurs connaissances sur la construction physique de l'homme, a pu sans peine ramener ces arguments à leur juste valeur. Il fait remarquer que, sans doute, les Hébreux, les Égyptiens, les Grecs et les Romains ont pu, par des circonstances analogues à celles que nous venons de rappeler, acquérir quelque idée sur la position et la forme des principaux organes du corps, mais que ceux qui se livraient à ces manipulations des cadavres, soit d'hommes, soit d'animaux, n'avaient aucune des conditions propres à leur faire déduire de ce qu'ils voyaient et touchaient des idées quelque peu scientifiques. Puis il ajoute avec une sévérité de jugement et une vivacité d'expression dont nous aimons à reproduire les termes : « Que dirions-nous aujourd'hui d'un écrivain qui, en parlant de nos bouchers, viendrait nous représenter ces industriels comme doués de connaissances anatomiques étendues, parce que tous les jours ils éventrent des animaux, qu'ils détachent chaque viscère, qu'ils plongent adroitement leurs couteaux dans les articulations, qu'ils savent dépecer artistement un bœuf, un mouton ou un veau? Qu'on interroge ces dispensateurs des victuailles publiques; on les entendra lâcher avec une certaine emphase les mots de *coiffe*, de foie, de mou, de rognons, de tuyaux, de toile, de cervelle, de filet, etc., mais on se convaincra bien vite que leurs prétendues connaissances se bornent là, et qu'ils n'ont même pas songé aux rapports qui peuvent exister entre ces parties, encore moins aux fonctions qu'elles remplissent. En un mot, le *sens scientifique* leur manque complètement, et l'anatomie, cette magnifique conquête de plusieurs siècles de travaux assidus et persévérants, a besoin, plus que toute autre science peut-être, de ce *sens*, de cet éclair de la raison et du génie. »

Dans toute l'antiquité, le respect de l'homme pour le cadavre de son semblable occupait une place trop considérable dans le sentiment moral d'alors, pour qu'il soit permis de penser que des dissections anatomiques aient jamais été régulièrement ou accidentellement instituées. Et, si on objectait que les Égyptiens ouvraient bien les corps pour l'embaumement, nous rappellerions, avec Chereau (*loc. cit.* pag. 207), que ceux qui étaient chargés de ces pratiques, hommes grossiers, comparables à nos bouchers ou à nos garçons d'amphithéâtre, incapables de déduire la moindre connaissance de leurs manœuvres, ne remplissaient souvent leurs fonctions qu'au péril de leur vie, car il arrivait souvent au peuple de les assaillir à coups de pierre, comme pour les punir de la profanation à laquelle ils se livraient. (Diodore de Sicile.)

N'oublions pas, du reste, que ce que nous cherchons ici, c'est de savoir si les artistes de l'antiquité ont pu recourir à l'anatomie pour analyser les formes du corps humain, et reconnaissons tout d'abord que, si les artistes avaient pu recourir à la dissection, *à fortiori*, les médecins de l'antiquité se seraient-ils livrés à ces études, qui pour eux eussent été incomparablement plus utiles, plus indispensables. Ici, les renseignements sont on ne peut plus précis, puisqu'ils peuvent être puisés dans les livres mêmes des pères de la médecine. Or il est bien avéré qu'Hippocrate n'a jamais ouvert de cadavres humains, et qu'il n'a rien écrit sur l'anatomie. (Chereau, *loc. cit.*) Depuis Hippocrate (quatre siècles environ avant J.-C.), jusqu'à

1. « Nous savons par Hérodote et par Diodore que, pour l'embaumement des grands personnages, l'écrivain sacré désignait sur le côté gauche du cadavre l'endroit où il fallait faire l'incision. Le parachiste (ou prosecteur) pratiquait l'incision sur la fosse iliaque avec une pierre tranchante d'Ethiopie et s'éloignait en toute hâte, car l'aversion était grande pour celui qui osait profaner une dépouille mortelle. Les intestins ayant été retirés, sans le cœur et les reins, on nettoyait la cavité abdominale, on la remplissait de myrrhe, de casse et d'aromates divers, puis on recousait les téguments. La boîte crânienne était vidée, soit par le nez, soit par le trou occipital, à l'aide d'un couteau recourbé. Alors le corps était lavé dans une solution d'alcali fixe et laissé en repos pendant soixante-dix jours. Après ce terme, on le lavait de nouveau et on l'enduisait d'une gomme ou résine; il était finalement entouré de toile ou de bandelettes. Les personnes plus riches faisaient injecter, avec un tube, de la résine liquide dans le ventre sans ouverture préalable; le corps était ensuite salé pendant soixante-dix jours. Les pauvres se contentaient de laver le corps et de le faire macérer, pendant soixante-dix jours, dans une solution alcaline. En quoi de semblables procédés pouvaient-ils servir la véritable anatomie? » (*Laboulbène, les Anatomistes anciens. Revue scientifique*, nov. 1886, p. 643.)

la chute de l'empire romain [1], ce fut seulement à l'aide de dissections sur les animaux que quelques connaissances anatomiques, relativement précises, purent être acquises par les médecins qui n'arrivaient pas à surmonter l'horreur inspirée par l'idée de fouiller un cadavre humain. Aristote, qui fut non seulement un grand philosophe, mais aussi un grand naturaliste, déclare que, « quant aux parties de l'homme, elles sont inconnues, et on n'en peut juger que par la ressemblance qu'elles doivent avoir avec les organes des animaux [2] ». Pour étudier ces organes chez les animaux, où ils devaient présenter la plus grande analogie avec les parties de l'homme, Galien, qui fut le plus grand anatomiste de l'anquité, avait recours à des cadavres de singes; et il était arrivé par ce moyen à des connaissances si précises, comme on en juge aujourd'hui par la lecture de son traité: *De usu partium* (De l'usage des parties du corps), qu'on a peine à croire qu'il n'ait pas appelé à son aide des dissections faites directement sur le corps humain. Mais il est facile de se convaincre que cette ressource lui a manqué, lorsqu'on le voit, après avoir déploré la difficulté de se procurer même des os humains, autres que les débris osseux trouvés par aventure dans les cavernes ou le lit d'un ruisseau, se féliciter de la bonne fortune qu'il a eue « d'examiner à loisir des os humains que le courant d'une rivière débordée avait jetés dans un lieu marécageux après avoir démoli un tombeau [3] ».

Voilà, certes, des preuves suffisantes que les médecins, et à plus forte raison les artistes de l'antiquité, n'ont eu que peu ou pas d'enseignements d'anatomie humaine. Je ne puis cependant quitter ce sujet sans citer encore un fait intéressant, résultant d'une curieuse découverte archéologique, dont MM. Charcot et Dechambre sont venus, il y a quelques années, donner l'interprétation [4]. Il s'agit d'une image en marbre représentant les viscères abdominaux et thoraciques vus en place, image trouvée à Rome, dans les fouilles faites sur les restes de la villa d'Antoine Musa, médecin de l'empereur Auguste. Or le thorax et les parties de squelette représentés dans cette image sont bien la charpente osseuse de l'homme; mais les viscères, et notamment le cœur, quoique placés dans un thorax et un abdomen humain, sont des viscères de singe, preuve absolue que du temps d'Auguste, c'est-à-dire à l'époque où florissaient au plus haut degré les lettres et les sciences, les Romains ne connaissaient, sur l'anatomie des parties molles (autres que le squelette), que ce qu'ils avaient pu étudier sur le singe.

Si donc les artistes de l'antiquité n'ont pu recourir à des études anatomiques, et si cependant ils ont rendu les moindres détails de la forme humaine avec une correction anatomique irréprochable, il faut qu'ils aient pu puiser à une autre source les connaissances précises dont ils ont fait preuve. Cette source, ou plutôt ces sources multiples, ils les ont trouvées, nous l'avons déjà fait pressentir, dans la contemplation incessante du nu en action, dans l'analyse physiologique de l'athlète en mouvement, dans la plastique vivante du gymnase. Comme un simple énoncé ne saurait faire ressortir d'une manière suffisante comment ces conditions de milieu ont pu amener, par la simple observation, à une connaissance si parfaite de la charpente et de la musculature humaine, il ne sera pas inutile que nous rappelions rapidement à quelles exigences fut soumis l'art chez les Grecs, en vertu des habitudes du gymnase, et combien ces mœurs différaient de notre manière actuelle de vivre.

Aujourd'hui, la force corporelle et la beauté athlétique sont, chez tous les peuples civilisés, choses singulièrement dédaignées et dont on ne pense guère, dans tout milieu un peu relevé, à tirer gloire ou même vanité. La culture de l'intelligence a, d'une manière exclusive, remplacé la culture des aptitudes physiques, chose fâcheuse et illogique, ainsi qu'on commence à s'en apercevoir, car ce n'est pas impunément qu'on exerce et fait travailler le cerveau à l'exclusion des muscles et des autres parties du corps; au lieu de réaliser l'antique et classique formule qui demande une intelligence saine dans un corps robuste *(mens sana in corpore sano)*, nous voyons trop souvent l'humanité dite civilisée tendre comme type vers un corps débile, agité, plutôt que dirigé par un cerveau surmené ou tout au moins mal équilibré dans ses exercices hâtifs et incessants. De là ces sortes d'épidémies de névroses, se traduisant non seulement par les aberrations individuelles, mais encore par ce qu'on pourrait appeler la folie collective des masses; mais ceci n'est pas notre sujet. Ce que nous en devons retenir, c'est le contraste entre l'éducation chez les anciens et l'éducation moderne, telle qu'elle a été du reste depuis la renaissance des lettres et des arts, le contraste entre le mépris où sont tombés de nos jours, comme sous l'influence de l'esprit mystique du moyen-âge, la force et la beauté athlétique, et le culte dont étaient entourés autrefois ces attributs de la forme et de la vie corporelles de l'homme.

Dès les débuts de la civilisation grecque comme dès le début de l'existence d'un citoyen des républiques helléniques, nous voyons les succès dans les exercices du corps et la recherche d'une belle constitution physique occuper le premier rang dans la législation comme dans les mœurs journalières: d'une part, déjà dans Homère, les héros luttent, lancent le disque, se disputent le prix de la course, soit à pied, soit en char; d'autre part, à Sparte, nous voyons l'enfant nouveau-né apporté devant un conseil d'anciens, et, sur la décision de celui-ci, il est impitoyablement sacrifié s'il est difforme ou simplement trop faible et chétif; dans une armée, on n'admet que des hommes valides, et ici tous sont conscrits dès le berceau, selon l'heureuse expression de Taine [1]. L'éducation la plus parfaite est, aux yeux des Grecs, celle qui forme les hommes les plus agiles et les plus robustes. Aristophane promet, aux jeunes

1. Il faut faire une exception pour l'*École d'Alexandrie*, qui florissait sous les Ptolémées, et où Hérophile et Érasistrate, entre 305 et 280 ans avant notre ère, se livrèrent avec passion à l'étude de l'anatomie du corps humain. Ils allèrent même, affirme Celse, jusqu'à ouvrir plusieurs fois des criminels vivants que leur livrait le roi d'Égypte. Toutes ces recherches aboutirent uniquement à des applications médico-chirurgicales, et, après cette courte période d'anatomie sanglante, le goût des recherches anatomiques s'éteignit presque aussitôt dans l'école même d'Alexandrie.

2. Aristote avait examiné la structure des quadrupèdes, oiseaux, serpents et poissons, recueillis pour lui de toutes parts, et il s'est illustré par une anatomie des animaux comparés entre eux et avec l'*extérieur* du corps de l'homme. (Laboulbène, *les Anatomistes anciens*. *Revue scientifique*, novembre 1886, p. 642.)

3. Dans le *Liber de ossibus*, Galien donne une bonne description du squelette, non de l'homme, mais du singe. Il s'estime heureux d'avoir pu examiner, à Alexandrie, deux squelettes humains, dont l'un était celui d'un criminel qu'on avait privé de sépulture, et *il conseille à ceux qui veulent étudier l'ostéologie* de se rendre dans cette ville. Le professeur Charles Darembergе a, pendant deux années consécutives, cherché au Muséum d'histoire naturelle, avec l'aide de Blainville et de Gratiolet, à reconnaître dans les descriptions de Galien, avec le texte sous les yeux, la concordance avec l'anatomie humaine ou celle des divers animaux. Ses patientes investigations lui ont démontré que jamais Galien n'avait décrit, d'après nature, sur un cadavre humain, mais toujours il a reproduit l'anatomie d'un mammifère, singe ou autre animal, et surtout le magot. G. Cuvier, Camper, de Blainville et d'autres avaient soupçonné ces faits, que Ch. Daremberg a mis hors de doute. Nous trouvons même dans Galien l'indication du genre de mort qu'il regardait comme le plus convenable pour préparer l'animal destiné aux explorations anatomiques. Il recommande d'étouffer la bête sous l'eau, au lieu de l'égorger ou de l'étrangler avec une corde; de la sorte, dit-il, les parties du cou seront, comme les autres, sans lésion. (Voir Laboulbène, *les Anatomistes anciens*, p. 645.)

4. *De quelques marbres antiques concernant les études anatomiques*, par J.-M. Charcot et A. Dechambre (avec trois planches gravées). *Gazette hebdomadaire de médecine et de chirurgie*, 1857, t. IV, nos 15, 26 et 27.

1. H. Taine, *Philosophie de l'art en Grèce*, 1870 (p. 150).

hommes qui suivront ses conseils, la belle santé et la beauté gymnastique : « Tu auras toujours, lui dit-il, la poitrine pleine, la peau blanche, les épaules larges, les jambes grandes... » Ce sont, ajoute Taine, les perfections d'un cheval de race, et, en effet, Platon compare, quelque part, les jeunes gens à de beaux coursiers consacrés aux dieux [1]. Pour arriver à cette perfection physique, les Spartiates, qui en avaient poussé la recherche au degré le plus extrême et le plus rigoureux, s'y prenaient de bonne heure, non seulement dès la naissance, mais encore avant, pourrait-on dire, car ils exerçaient et préparaient non seulement l'homme, mais encore la femme, afin que l'enfant, héritier des deux sangs, reçût de sa mère aussi bien que de son père le courage et la vigueur [2]. H. Taine, auquel nous empruntons ces divers détails et la plupart de ceux qui vont suivre, nous trace, d'après Xénophon, le tableau des jeunes filles de Lacédémone s'exerçant au gymnase comme les garçons, courant, sautant, jetant le disque ou la lance. D'autre part, dès que l'enfant commence à marcher, on l'assouplit et on le fortifie avec méthode ; on exerce également toutes les parties du corps, les bras, les épaules, les jambes, et non seulement dans l'adolescence, mais toute la vie et tous les jours. Il n'y a pas une cité sans gymnase. C'est, dit Pausanias, un des signes auxquels on reconnaît une ville grecque. Au gymnase, l'adolescent passe ses journées, comme dans un lycée d'externes, disposé non pour la culture de l'esprit, mais pour le perfectionnement du corps. Les citoyens y entraient à volonté ; il y avait des sièges nombreux autour du champ de course ; on y venait pour y regarder les jeunes gens qui luttent et courent nus, exposant à tous les yeux leurs muscles endurcis par l'usage du strigile et de l'eau froide.

Ces mœurs du gymnase arrivent à leur plus haute expression par l'institution des jeux olympiques, ainsi nommés de ceux qui, inaugurés environ 766 ans avant J.-C., à Olympie, servirent d'ère et de point de départ pour attacher la chaîne des années. De tous les points de la Grèce, des athlètes se préparent à venir remporter le prix dans ces luttes fameuses. Il faut se dépouiller entièrement de nos idées modernes pour apprécier exactement ce qu'étaient ces athlètes, quels honneurs et quelles prérogatives étonnantes étaient attribués au vainqueur. D'abord, la profession d'athlète, qu'on ne pouvait aborder qu'à la condition d'être à tous égards beau et irréprochable, constituait par elle-même un véritable titre de noblesse, une sorte d'aristocratie. Et, en effet, les athlètes vainqueurs devenaient de préférence les chefs militaires des républiques auxquelles ils appartenaient : Milon, dit Taine, conduisait ses concitoyens au combat, et Phayllos fut le chef des Crotoniates qui vinrent aider les Grecs contre les Perses [3]. C'est qu'alors un général n'était pas comme aujourd'hui un calculateur, se tenant sur une hauteur avec une carte et une lorgnette ; il se battait, la pique à la main, en tête de sa troupe, corps à corps, en simple soldat ; Alexandre chargeait au Granique et sautait le premier dans la ville des Oxydraques. Avec une façon si personnelle et si corporelle de commander les soldats, les premiers citoyens, les princes eux-mêmes étaient tenus d'être de bons athlètes, et ils l'étaient en effet et en faisaient fièrement parade à l'occasion. Alexandre, arrivant dans la Troade, se dépouille de ses vêtements, afin d'honorer Achille en courant avec ses compagnons autour de la colonne qui marquait la sépulture du héros. Et les soldats eux-mêmes, à plus forte raison, ne se sentaient prêts à soutenir victorieusement la bataille qu'en raison de leurs avantages athlétiques ; Agésilas, pour encourager ses hommes, fit un jour dépouiller les Perses prisonniers ; à la vue de ces chairs blanches et molles, les Grecs se mirent à rire et marchèrent en avant, pleins de dédain pour leurs ennemis.

Si l'on suit le développement de l'art grec, on constate qu'il a marché parallèlement avec le perfectionnement des exercices gymnastiques et l'institution des jeux athlétiques. Au début de cet art, les reproductions, d'ordinaire allégoriques, de la forme humaine, se réduisaient à des simulacres dépourvus de mouvement et de vie et suffisant seulement au sentiment religieux. « Mais la vue de la force et de la beauté, soumises, dans des jeux publics, à des règles qui étaient déjà une forme de l'art, et le spectacle de la plastique vivante des gymnases, inspirèrent le désir d'en fixer les formes fugitives ; l'art naissait en effet à l'époque où la gymnastique atteignait à sa plus haute perfection ». (Guillaume, Art. *Athlètes* du *Dictionnaire de l'Académie des Beaux-Arts*). Ce n'est pas tout : non seulement les sculpteurs grecs ont dû faire, d'une manière générale, leur éducation anatomique par la contemplation de ces admirables modèles dont les mouvements variés faisaient saillir alternativement tel ou tel groupe de muscles, et qui, même immobiles, témoignaient de leurs exercices par la beauté de leurs formes nues ; mais, de plus, la nature même des récompenses attribuées aux vainqueurs des jeux olympiques mettait le statuaire dans la nécessité de conserver leurs images et de fixer les formes acclamées par l'admiration publique. Si nous nous demandons, en effet, quelles récompenses immédiates étaient attribuées aux athlètes vainqueurs, à ces hommes qui pouvaient ultérieurement être appelés à devenir les généraux en chef de leurs concitoyens, nous sommes tout d'abord frappés de la valeur presque insignifiante de ces récompenses, même comme marques honorifiques : c'était une palme, une simple couronne de feuillage, parfois un vase artistement orné ; mais à ceci venait se joindre un honneur qui mettait ces vainqueurs presque au rang des dieux : leur image, leur statue athlétique, selon l'expression consacrée, devait être sculptée par l'artiste le plus éminent de l'époque. Chose singulière, ce sont les restes de ces statues, destinées à perpétuer la gloire des vainqueurs, qui ont servi à leur tour aux archéologues modernes pour établir la chronologie des artistes grecs par olympiades, ainsi que l'a fait Émeric David avec tant de succès [1].

Quoi qu'il en soit, qu'on se figure un sculpteur comme Phidias, qui sculpta le beau Pantarcès, vainqueur célèbre des jeux olympiques, qu'on se figure un maître habitué dès longtemps à analyser les formes à travers le voile transparent de la peau, maintenant aux prises avec un corps admirable dont il étudie tous les modelés en lui faisant répéter les exercices divers du gymnase : tantôt, comme dans les mouvements du lanceur de disque et l'attitude énergique qui précède la détente du corps, nous le voyons analyser les saillies multiples des muscles de l'avant-bras, saillies que nous ne nous étonnerons plus de retrouver avec leur précision anatomique et leur valeur physiologique sur les membres supérieurs du *Discobole* ; tantôt, au milieu de la course et du saut, nous le voyons saisir au passage le mécanisme des saillies charnues des jambes et des

1. Taine, p. 115.

2. « Pour fournir à Lacédémone des athlètes propres à la guerre, Lycurgue prescrit que les filles s'exercent et qu'on les laisse courir en public, afin qu'elles aient des enfants bien faits, et qu'elles mettent au monde une meilleure progéniture, attendu que leur propre corps sera fort... C'est en observant ces règles pour le mariage, que Lacédémone devint si puissante dans la guerre. » (Philostrate, *Traité sur la gymnastique*, traduction par Ch. Daremberg, Paris 1858.)

3. Taine, *Philosophie de l'art en Grèce*, p. 160 et suiv.

1. H. Émeric David, *Histoire de la sculpture antique* (préface par Waltkenaer, publiée par Paul Lacroix). Paris, 1874. Voir notamment les pages 101, 166, 189.

cuisses et fixer par la pensée l'expression fugitive de la vie active des membres inférieurs; partout, et plus spécialement encore dans la lutte, dans le pugilat, dans le pancrace, les modelés du tronc, du cou, des épaules, des hanches, se dévoilent à ses yeux, et c'est depuis longtemps un jeu pour lui que d'apprécier, en rapport avec tel acte rapide, telle saillie musculaire révélant un effort qui peut n'avoir de durée que celle d'un éclair. La peau de l'athlète, brunie et affermie par le soleil et les bains froids, mais assouplie par l'huile et exactement modelée sur les reliefs charnus, parce qu'elle est fine et mince comme chez tous les sujets adonnés aux exercices réguliers du corps, cette peau laisse les saillies osseuses et musculaires se révéler avec leur exacte valeur anatomique; pour employer une expression moderne, c'est un *écorché* vivant que l'artiste a sous les yeux.

Dans de pareilles circonstances, il n'y a plus à s'étonner que les sculpteurs grecs aient si bien conformé leurs modelés à tous les détails les plus délicats que l'anatomie nous apprend à apprécier; ce qui serait surprenant, c'est qu'en étudiant de pareils modèles, dans de semblables circonstances, préparés comme ils l'étaient, ils ne fussent pas parvenus à saisir toutes les nuances de la forme. Cependant, pourrait-on dire alors, les artistes d'aujourd'hui ont aussi à leur disposition des modèles qu'ils font poser devant eux, et sur lesquels, en leur faisant prendre telle attitude correspondant à un mouvement cherché, ils peuvent étudier à loisir les saillies des masses musculaires et des cordons tendineux.

Sans doute, mais, en premier lieu, remarquons bien que ce n'est pas en faisant prendre une attitude à un modèle qu'on voit se dessiner sur lui les caractères anatomiques d'un mouvement dont cette attitude est censée représenter l'une des phases. Le mouvement, la contraction musculaire sont choses essentiellement rapides, qu'il faut saisir au passage, et on ne peut espérer de les rendre évidentes d'une manière soutenue sur le corps d'un modèle, pas plus qu'on ne peut penser à obtenir qu'un visage humain maintienne pendant une séance ses traits dans l'expression du rire ou de la douleur. Sur le modèle qui pose, avec quelque soin qu'on s'efforce de lui faire reproduire l'impression du mouvement, il s'établit, par le fait même de la nécessité de conserver longtemps la pose, une sorte d'équilibre entre l'activité des diverses masses musculaires; c'est-à-dire qu'on ne voit plus alors se dessiner tel muscle, destiné à accomplir telle phase du mouvement, mais que, comme ce mouvement n'est que simulé par l'une des phases dans laquelle on prétend pouvoir le fixer, il se produit tout simplement des actions musculaires très peu énergiques, réparties uniformément sur l'ensemble du corps et destinées à maintenir le sujet dans l'attitude choisie. On croit avoir sous les yeux un mouvement, et on a tout au plus une forme de station plus ou moins excentrique, souvent si excentrique qu'il faut donner au modèle des points d'appui autres que ses soutiens naturels et l'aider à se maintenir, soit en s'appuyant sur un bâton, soit en pesant sur une corde descendant du plafond de la pièce. Dans ces conditions, la plupart des modelés anatomiques s'effacent; on peut encore les retrouver si, par des études anatomiques antérieures, on a appris à connaître leurs plans et leurs détails; mais on ne peut espérer d'en emprunter la première connaissance à la seule inspection du modèle. Pour se convaincre de la vérité de ces observations, on n'a qu'à comparer ce qu'on constate sur nos modèles actuels réputés les plus parfaits, posant dans une attitude quelconque, et ce qu'il est donné de voir sur des sujets nus, même maigres et d'une très médiocre musculature, mais observés au milieu de mouvements vrais, actifs, variés, dans un espace relativement étendu. Qu'on veuille bien à cet effet répéter la simple observation suivante : à Paris, dans les chaudes journées de l'été, dans les écoles de natation pour hommes, établies tout le long de la Seine, qu'on veuille bien un jour aller étudier les adolescents, qui, garnis seulement d'un caleçon, courent sur les quais de ces écoles avant de se plonger dans l'eau; certes, cette jeunesse ne rappelle guère les jeunes athlètes de la Grèce; elle est maigre, osseuse, trop souvent voûtée et à poitrine étroite; mais elle est vivante; elle court, elle saute, elle bondit pour se précipiter dans le bassin. On s'attendrait à faire ici des études d'ostéologie bien plus que des observations de modelés musculaires. Eh bien, dans ces circonstances, tout artiste, suffisamment préparé par quelques études d'anatomie, ne pourra s'empêcher de s'émerveiller à propos de la netteté avec laquelle il a vu, à un moment donné, se dessiner tel trapèze sur un sujet redressant brusquement le torse pour prendre son élan, tel deltoïde sur un autre au moment où il levait les bras au-dessus de la tête, tels fessiers et tels gastro-cnémiens sur tel autre qui raidissait rapidement ses membres inférieurs, etc. Ces expressions vraies de mouvement n'ont duré qu'un éclair, mais elles ont été plus vives et plus saisissantes que tout ce que peut révéler un modèle qui pose longuement dans une attitude qui n'est que le fantôme méconnaissable du mouvement.

En second lieu, et puisque nous en sommes à parler de ce que sont, pour l'étude de l'anatomie, les sujets employés aujourd'hui dans les ateliers comme modèles vivants, est-il personne qui puisse comparer, même de loin, ces modèles à ceux dont disposaient les statuaires grecs? Écoutons à ce sujet ce que dit Taine, comparant l'art de l'époque qui copiait les athlètes, avec l'art, prenant comme modèle, par nécessité ou par intention, un individu quelconque, pourvu qu'il fût fort et bien musclé. « Chez les athlètes, dit-il (*op. cit.*, p. 165), les muscles avaient été tous fortifiés et assouplis; on n'en avait point négligé; les diverses parties du corps se faisaient équilibre; l'arrière-bras, si maigre aujourd'hui, les omoplates mal garnies et raides, s'étaient remplis et faisaient un pendant proportionné aux hanches et aux cuisses; les maîtres, en véritables artistes, exerçaient le corps pour lui donner non seulement la vigueur, la résistance et la vitesse, mais encore la symétrie et l'élégance. Le *Gaulois mourant*, qui est de l'école de Bergame, montre, si on le compare aux statues d'athlètes, la distance qui sépare un corps inculte et un corps cultivé; d'un côté, une chevelure éparse en mèches rudes comme une crinière, des pieds et des mains de paysan, une peau épaisse, des muscles non assouplis, des coudes aigus, des veines gonflées, des contours anguleux, des lignes heurtées, rien que le corps animal du sauvage robuste; de l'autre côté, toutes les formes ennoblies : le talon d'abord avachi et veule, maintenant circonscrit dans un ovale net; le pied d'abord trop étalé et trahissant son origine simienne, maintenant arqué et plus élastique pour le saut; la rotule, les articulations, toute l'ossature d'abord saillantes, maintenant demi-effacées et simplement indiquées ;... partout l'harmonie des parties qui se continuent et coulent les unes dans les autres, la jeunesse et la fraîcheur d'une vie fluide, aussi naturelle et aussi simple que celle d'un arbre ou d'une fleur. »

Enfin, en troisième lieu, n'oublions pas que lorsque le statuaire grec étudiait l'athlète, magnifique modèle qu'il allait reproduire, ce n'était pas pour la seconde ni pour la centième fois qu'il se trouvait en présence d'un nu de ce genre et qu'il essayait de l'interpréter; c'était par milliers qu'il comptait les observations de ce genre; c'était depuis sa première adolescence qu'il était habitué à analyser la forme humaine en action et accomplissant des efforts énergiques. L'expression anatomique de la vie et du mouvement était pour lui comme une langue maternelle qu'il avait entendue, qu'il avait lentement appris à comprendre dès son enfance. En supposant qu'aujourd'hui, tout d'un coup, nous nous trouvions reportés au sein de la palestre antique, que dans nos modèles vivants nous retrouvions les vainqueurs des jeux olympiques, que nous les voyions s'exercer, courir, lutter sous nos yeux, comment saurions-nous saisir en eux les palpitations musculaires qui sont la traduction extérieure de leurs activités? Ce serait pour nous comme une langue étrangère que nous entendrions parler pour la première fois. Il faudrait, il faut nous préparer à la comprendre, et, à l'heure actuelle, il n'y aurait d'autre préparation que l'étude de l'anatomie. A plus forte raison cette étude devient-elle nécessaire alors qu'elle doit nous servir non plus seulement à comprendre des modèles parfaits, mais encore à interpréter et à compléter pour ainsi dire des modèles insuffisants.

En un mot, et pour résumer toute cette question relative à la statuaire grecque et à l'absence d'études anatomiques chez les anciens, nous pouvons dire : que pour les artistes de l'antiquité la connaissance des formes plastiques était comme une langue maternelle qu'on parle sans l'avoir apprise en apparence, parce que son enseignement a été de tous les instants ; qu'aujourd'hui cette connaissance ne peut plus s'acquérir que comme celle d'une langue morte, qu'on apprend péniblement par la grammaire et la lecture des bons auteurs ; la grammaire ici, c'est l'anatomie ; les bons auteurs, ce sont les chefs-d'œuvre de la sculpture grecque, car la forme humaine n'a jamais été et ne sera jamais rendue avec plus d'exactitude et avec un plus juste sentiment de la nature que dans ce qui nous a été conservé de l'art antique.

La preuve qu'il en est bien ainsi, c'est que, en effet, lorsque, après le long sommeil du moyen âge, les arts se réveillèrent pour une nouvelle vie, mais dans un milieu d'où avaient disparu et le culte de la force et de la beauté athlétique, et les mœurs de la palestre, et tout ce qui faisait l'éducation anatomique pour ainsi dire inconsciente du statuaire, les artistes de la Renaissance n'eurent, pour remplacer cette éducation, d'autre ressource que de s'inspirer des chefs-d'œuvre de l'antiquité, et d'apprendre à les interpréter grâce à l'étude de l'anatomie. C'est à l'examen de ce dernier point que nous allons passer, en montrant combien furent étroitement liés entre eux, notamment en Italie, les progrès des arts plastiques et ceux de la science anatomique.

III

Caractère de l'art italien. — Nécessité des études anatomiques. — Les études de dissection ont commencé en Italie. — Les artistes de la Renaissance se livrent avec ardeur à ces études : Léonard de Vinci, son *Traité de la peinture;* détails sur les notes et dessins anatomiques de ses manuscrits conservés à Milan, à Paris (Bibliothèque de l'Institut, publications par Ch. Ravaisson-Mollien); en Angleterre (publication de J.-P. Richter). — Les idées de Léonard de Vinci en paléontologie, en zoologie, en physiologie comparée. — Ses innombrables études en anatomie proprement dite.

« La peinture italienne, dit Taine[1], dédaigne ou néglige le paysage ; la grande vie des choses inanimées ne trouvera ses peintres qu'en Flandre. C'est l'homme que le peintre italien prend pour sujet; les arbres, la campagne, les fabriques, ne sont pour lui que des occasions. Michel-Ange, le roi incontesté de toute l'école, déclare, au dire de Vasari, qu'il faut

1. *Philosophie de l'art en Italie,* 1867, p. 7 et suiv. et p. 11.

les laisser comme amusement et dédommagement aux talents moindres, et que le véritable objet de l'art est le corps humain. Le point important de l'art du dessin, dit Cellini, c'est de bien faire un homme et une femme nus. Ce qu'il veut figurer aux yeux, c'est le corps humain naturel, c'est-à-dire sain, actif, énergique, doué de toutes les aptitudes athlétiques et animales; c'est, en outre, le corps humain idéal, voisin du type grec, si bien proportionné et équilibré dans toutes ces parties, choisi et fixé dans une attitude si heureuse... »

Un art semblable, dérivé de l'art grec, n'ayant plus les spectacles du gymnase qui avaient inspiré celui-ci, ne pouvait puiser ses connaissances spéciales d'analyse des formes que dans une étude systématiquement scientifique du corps humain, dans l'anatomie et la dissection. Or, c'est précisément à la même époque que les sciences médicales sentirent le besoin de se retremper dans l'étude du corps humain, si peu exploré jusque-là, et les artistes et les médecins associèrent leurs efforts dans un but commun.

En effet, après Galien, dont nous avons indiqué (p. 5) les études anatomiques non sur l'homme, mais sur les animaux et particulièrement les singes, l'anatomie n'avait plus été cultivée, et les médecins célèbres des IVe et VIIe siècles n'offrent plus dans leurs œuvres que des reproductions et des commentations des descriptions anatomiques de Galien. Plus tard, les médecins arabes (Avicène, Albulcasis, Averroès), qui fondèrent des écoles si célèbres (Averroès professait à Cordoue au milieu du XIIe siècle), ne firent faire aucun progrès à l'anatomie : le Coran leur défendant le contact des cadavres comme une impureté criminelle, ils ne firent ni dissections ni autopsies, et se bornèrent à copier servilement Galien, qu'ils regardaient comme un oracle. (Laboulbène, *les Médecins arabes. Revue scientifique,* nov. 1883.)

C'est seulement au XIIIe siècle, en Italie, que fut inaugurée l'ère des dissections : en 1230, Frédéric II, empereur d'Allemagne et roi des Deux-Siciles[1], rendit une ordonnance célèbre, en vertu de laquelle il était défendu d'exercer la médecine sans avoir étudié l'anatomie, au moins pendant un an, sur des corps humains. (*Nisi per annum saltem anatomen humanorum corporum; — Codex legum antiquior. Lindemb.* Francfort 1613, in-fol., p. 807)[2]. Malgré les deux excommunications papales lancées contre l'auteur de cet édit, les dissections furent dès lors régulièrement poursuivies en Italie, et un siècle plus tard, en 1316, Mundini de Luzi[3] (1250-1326) put rédiger le premier traité d'anatomie humaine contenant des descriptions faites sur le cadavre[4]. Cet ouvrage, qui, à l'état de manuscrit recopié par les élèves, était d'abord répandu spécialement à l'Université de Padoue, fut imprimé plus tard un grand nombre de fois, et sa première édition fut faite à Venise en 1478

1. A cette époque florissait l'école de Salerne, dont Frédéric II porta le succès à son apogée par une réglementation complète, fixant, comme il est dit ici, non seulement la durée des études anatomiques, mais encore celle des études préliminaires, littéraires et philosophiques. En même temps, Frédéric II créait à Naples une école semblable. (Voyez Laboulbène, *l'École de Salerne. Revue scientifique,* décembre 1883, p. 680.

2. Cité par A. Chéreau (Art. *Anatomie* [histoire], du *Dictionnaire Encyclopédique des sciences médicales,* p. 219).

3. Son vrai nom est Mondino dei Luzzi (dont on a fait Mondini et Mundinus); il professait à Bologne.

4. En France, les premiers cadavres disséqués le furent à Montpellier, dès 1376, Louis d'Anjou ayant accordé, aux chirurgiens de cette école, la permission de prendre chaque année *un cadavre* parmi ceux des criminels exécutés; puis à Paris, en 1478; ce n'est qu'en 1568 que l'école de Paris s'occupa de faire construire un *Théâtre anatomique,* c'est-à-dire une salle de dissection où les recherches furent, dès 1576, régulièrement poursuivies sous la direction de ce qu'on nommait alors un *archidiacre,* et qu'on nomme aujourd'hui *prosecteur.* Le premier archidiacre de ce genre fut le célèbre Riolan. L'amphithéâtre où se pratiquaient ces dissections était une véritable baraque, sans toiture, ouverte à toutes les intempéries des saisons; en 1617 il fut remplacé par une installation relativement confortable.

(*Anatomia Mundini a capite ad pedes*). Dès lors, les artistes rivalisèrent avec les médecins dans l'ardeur avec laquelle ils se livrèrent aux études de dissection, et on peut dire que tous les peintres et sculpteurs du XVe siècle manièrent le scalpel et suivirent des démonstrations faites sur le cadavre, car, outre les notes biographiques très explicites à cet égard, tous ont laissé parmi leurs dessins des études qui ne permettent aucun doute à cet égard. Nous allons passer en revue, en suivant l'ordre chronologique, l'histoire des recherches anatomiques de ces maîtres : Léonard de Vinci (1452-1519), Le Pollajuolo (1454-1509), Michel-Ange (1474-1564), Raphaël (1483-1520), Bandinelli (1487-1559), Rosso de Rossi (1496-1541), Benvenuto Cellini (1500-1571), Carrache (1558-1602), etc.

Léonard de Vinci eut pour premier maître Andrea Verocchio ; l'histoire ne nous dit pas d'une manière expresse que Verocchio ait étudié l'anatomie sur le cadavre humain ; mais nous en avons une preuve plus ou moins directe, d'une part dans les dessins anatomiques qui lui sont attribués, d'autre part dans la nature même des œuvres qu'il eut à entreprendre, et dont certaines exigèrent la connaissance exacte des muscles superficiels de l'écorché. Voici, en effet, ce que dit Vasari [1] : « Cosme de Médicis avait choisi, parmi les nombreux antiques qu'il avait rapportés de Rome, un beau Marsyas en marbre blanc, pour le placer à la porte de son jardin. Son neveu Laurent voulut faire un pendant à cette statue avec un torse et une tête d'un autre Marsyas en pierre rouge auquel manquaient les jambes, les cuisses et les bras. Andrea Verocchio entreprit cette importante restauration et réussit à satisfaire complètement Laurent. Le torse antique s'adaptait d'autant mieux à un Marsyas écorché, qu'il se trouvait, dans la pierre rouge, quelques veines blanches et déliées qui ressemblaient exactement à ces petits nerfs que l'on trouve dans les écorchés [2]. » Ces dernières lignes, un peu naïves, de l'historien des artistes de la Renaissance, nous font en tout cas, ainsi que l'ensemble de ce passage, bien comprendre comment l'étude de l'antique et la restauration des anciennes statues durent amener de bonne heure l'École de Florence à sentir la nécessité des études anatomiques. Du reste, l'empereur Frédéric Barberousse, que nous avons cité comme ayant prescrit l'étude de l'anatomie aux médecins (ci-dessus p. 8), était déjà un fervent admirateur de l'art antique [3].

Léonard de Vinci (Lionardo da Vinci), nous dit Vasari (tome IV, page 6) [4], dès ses premiers débuts dans la peinture, ayant à reproduire les formes de divers animaux, « rassembla, dans un endroit où lui seul entrait, toute sorte de bêtes affreuses et bizarres, des grillons, des sauterelles, des chauves-souris, des serpents, des lézards... Léonard souffrit beaucoup pendant ce travail, à cause de l'infection que répandaient tous ces animaux morts ; mais sa verve lui faisait tout braver ». Léonard de Vinci s'adonna ensuite à la dissection du cheval. « On a encore, dit Vasari (*loc. cit.*, p. 13), à regretter la perte d'un livre qui contenait les études de Vinci sur l'anatomie du cheval. » Enfin il aborda l'anatomie de l'homme. « Il s'adonna (Vasari, p. 13), mais avec un soin tout particulier, à la dissection du corps humain, en associant ses efforts avec ceux de Marcantonio della Torre, éminent philosophe, qui à cette époque enseignait à Pavie et composait un ouvrage sur l'anatomie, science qu'il fut un des premiers à cultiver et à sortir des ténèbres où elle était restée jusqu'alors. A cet effet, Marcantonio fut admirablement servi par le talent de Léonard pour faire un livre de dessins au crayon rouge rehaussé à la plume ; on y voyait représentée toute l'ossature, sur laquelle étaient disposées, dans leur ordre, toutes les parties nerveuses et musculaires [1]. »

De ces études anatomiques de Léonard de Vinci, il nous est resté de nombreux témoignages sous forme de notes et de dessins ; nous donnerons plus loin un aperçu de leur histoire. Pour le moment, et afin de caractériser ce que pouvaient et devaient être alors ces représentations anatomiques, nous reproduisons ici un de ces dessins. C'est une étude de la musculature du cou et des épaules, étude qui a bien le caractère de notes prises au courant d'une dissection, et présentant par suite toutes les imperfections naturelles à une dissection qui hésite, parce qu'elle n'est pas encore guidée par une tradition antérieure, par une nomenclature méthodique. Ainsi l'on voit que ce dessin traduit, dans la dissection du grand pectoral, une minutie poussée à l'extrême : non seulement ce muscle est bien circonscrit et ses insertions, au moins du côté du sternum, sont bien mises en évidence, mais ses faisceaux principaux sont séparés les uns des autres, circonscrits comme autant de muscles distincts. On sent dans cette figure la curiosité bien naturelle d'un scalpel qui, pour la première fois, fouille les secrets de la constitution d'une large masse charnue, et ne ménage pas assez les rapports des parties, dans son impatience d'aller au fond des choses, d'analyser les divers éléments d'un corps musculaire complexe.

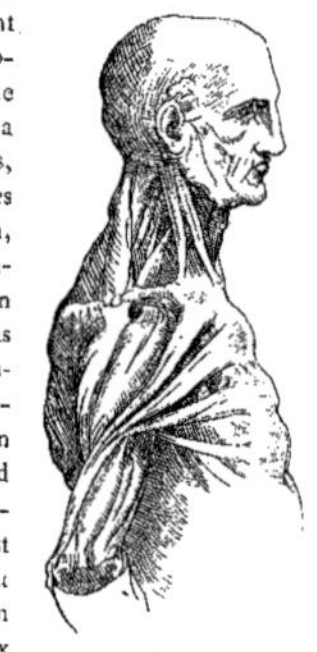

Fig. 1.
D'après Léonard de Vinci.

Il faut, en effet, savoir que les nombreuses générations d'anatomistes aux travaux desquels nous devons les nomenclatures si précises dont nous usons aujourd'hui ne sont pas arrivées du premier coup à cette précision ; des hésitations longues et nombreuses ont marqué le début de la science ; ce n'est que par la comparaison de dissections multiples, ce n'est qu'en s'aidant de l'intelligence des modelés vivants pour corriger les excès analytiques du scalpel, qu'on est arrivé à réunir ce qui trop souvent avait été artificiellement séparé, à distinguer ce qui parfois avait été confondu. Par contre, sur ce dessin de Léonard de Vinci, les muscles deltoïde, trapèze, et surtout le sterno-cléido-mastoïdien, sont représentés d'une manière irrépro-

1. Tome III, p. 267. — Toutes les citations qui vont suivre sont empruntées à l'édition française de 1841. (*Vies des peintres, sculpteurs et architectes*, par Giorgio Vasari, traduites par Léopold Leclanché. Paris 1841.)

2. « Verocchio était, comme son élève Léonard de Vinci, un observateur curieux ;... il avait la même prédilection pour le cheval de bataille, pour le cheval monumental et pour les études anatomiques. » A. F. Rio, *de l'Art chrétien*, nouv. édit. Paris, 1861, t. III.

3. Il avait fait graver sur son sceau une vue de Rome avec le Colisée. (Eug. Müntz, *les Précurseurs de la Renaissance*. Paris, 1882.) Dans ce même ouvrage, M. Müntz parle de Nicolas de Pise « qui, en plein XIIIe siècle, a érigé en principe l'imitation de l'antique, et qui s'en est servi comme d'un miroir pour mieux voir la nature ». (*Op. cit.* p. 4 et 5.)

4. *Vies des peintres, sculpteurs et architectes*, par Giorgio Vasari, traduites par Léopold Leclanché. Paris, 1841. (Édit. en 10 volumes.)

1. Marcantonio della Torre doit sa célébrité à ses rapports avec Léonard de Vinci, car il ne nous est rien resté de ses œuvres. Son père, Girolamo, fut médecin à Padoue vers 1442, puis à Ferrare (1487). Des quatre fils de Girolamo, l'un étudia le droit, le second l'astronomie, le troisième les arts ; enfin Marcantonio, après s'être également essayé dans les beaux-arts, adopta définitivement la médecine et devint le chef d'une école anatomique à Pavie. Il prépara un grand traité d'anatomie qui n'a jamais vu le jour. En 1506, il se rendit sur les bords du lac de Garde, pour donner ses soins aux habitants que décimait une fièvre épidémique, dont il tomba lui-même victime vers la fin de l'année 1506 (en 1512 d'après d'autres). Voir Cervetto : *Di alcuni illustri anatomici italiani del decimoquinto secolo* (Verona, 1842), et Choulant (*Geschichte der Anatomischen Abbildung*, p. 5).

chable, et tels que les descriptions classiques nous les donnent aujourd'hui. Nous devons donc saluer en Léonard de Vinci le premier anatomiste qui ait cherché dans le cadavre, non seulement la connaissance des viscères profonds de l'abdomen et du thorax, mais encore et surtout l'interprétation anatomique des formes qu'indique le modèle vivant et agissant ; et quand il s'est laissé aller à subdiviser artificiellement un muscle en ses divers faisceaux, c'est qu'il était dominé par le sentiment physiologique des fonctions différentes de chacun de ces faisceaux. Tel est bien le cas du muscle grand pectoral.

Les dessins anatomiques ou notes figurées de Léonard de Vinci faisaient partie de treize portefeuilles, contenant des études de tout genre, et dont le sort singulier est rapporté par Chéreau (*Op. cit.*, p. 225) dans les termes suivants[1] : « Possédés d'abord par le comte Argonato, laissés par celui-ci à la bibliothèque de Milan, enlevés de là par les Français en 1796, puis restitués plus tard à l'Italie, un seul, le treizième, avait servi à enrichir le cabinet de Charles Ier d'Angleterre, où il resta, jusqu'au règne de George III, enfoui, oublié, ou plutôt inconnu. » Ce fut ce fameux treizième portefeuille que l'Anglais Dalton découvrit enfin et dont il publia treize feuilles gravées. Ce portefeuille, intitulé : ***Disegni di Leonardo da Vinci, restaurati da Pompeo Leoni,*** comprend 234 feuilles et 779 dessins à la plume, au crayon, représentant toute sorte de sujets : portraits, caricatures, figures isolées, compositions, hydraulique, mécanique, des têtes, des muscles, des vaisseaux, des parties génitales de femmes, des fœtus, l'anatomie du cheval, etc. Ces dessins sont vraiment magnifiques et dignes du grand artiste qui les a tracés.

Tous les artistes connaissent l'ouvrage désigné sous le nom de *Traité de la peinture* de Léonard de Vinci, et par là ont pu déjà avoir une idée des profondes connaissances anatomiques de l'illustre maître. Cet ouvrage n'est pas, à proprement parler, un traité composé par Léonard, dans la forme où il a été publié, mais seulement un assemblage de notes laissées par lui et plus ou moins heureusement raccordées. « Par son testament, rapporte Ravaisson (*les Manuscrits de Léonard de Vinci,* tome Ier, page 2), par son testament en date du 2 avril 1518, Léonard léguait à François Melzo, un de ses plus chers disciples, « tous et chacun des livres » qu'il possédait au temps où il testait. Or tout porte à croire que Léonard avait, par devers lui, en mourant, la collection complète de ses manuscrits, que, dès 1520 Melzo la porta à sa villa de Vaprio, et que, tout en faisant ce qu'il put, durant le cours de sa vie, pour qu'on en appréciât à sa valeur le contenu, au moyen de copies qui furent l'origine de la publication connue sous le nom de *Traité de la peinture,* il garda tous les textes originaux avec un soin jaloux, jusqu'à sa propre mort, qui eut lieu en 1570. Aussitôt après cet événement, la dispersion commença... »

Nous verrons plus loin comment un bon nombre de ces manuscrits et dessins ont été publiés de nos jours. Nous en tenant pour le moment au *Traité de la peinture*, nous ferons remarquer que Léonard s'y montre non seulement anatomiste, mais encore physiologiste profond, en ce sens qu'il ne se borne pas à des indications topographiques sur telle saillie musculaire ou osseuse, à des représentations cadavériques d'écorché, mais il s'attache surtout à déterminer les caractères particuliers de ces formes anatomiques sur le sujet vivant, selon le mouvement accompli, selon l'effort. Il étudie le jeu des muscles dans l'équilibre du corps, les contractions synergiques, comme dans l'action d'avancer, de reculer, de marcher contre le vent ; il montre comment, dans l'action de serrer un objet dans la paume de la main, l'avant-bras grossit et s'enfle, parce que c'est là que se gonflent les corps musculaires qui fléchissent les doigts de la main. Si, en effet, pour voir avec quelle précision sont abordées ces questions, nous feuilletons le livre de Léonard[1], nous y trouvons, en nous bornant à quelques exemples caractéristiques, les chapitres suivants : chap. XLIII, où il est dit (page 11) : « Le peintre qui aura l'intelligence de la nature des os, des muscles et des tendons, sçaura bien connoistre dans le mouvement d'un membre combien de nerfs (lisez *tendons*) y concourent et de quelle sorte, et quel muscle venant à s'enfler est cause qu'un nerf (tendon) se retire, et quelles cordes et petits tendons se ramassent, et se gardera de faire comme plusieurs qui en toute sorte d'attitudes font toujours paraistre les mêmes muscles, au bras, au dos, à l'estomac et autres membres. » Le programme des études d'anatomie plastique est tout entier résumé par ce passage du maître. — Au chapitre CLXXIV, nous trouvons pour titre : « Des mesures du corps humain et des plis des membres. » — Le chapitre CLXXVI, traite « de la jointure des mains avec les bras »[2] ; le chapitre CLXXVII « des jointures des pieds ». Dans le chapitre CLXXX, intitulé : « Des membres des hommes nus », nous relevons les lignes suivantes : « Des membres des hommes nus, lesquels travaillent et font quelque action de force, ceux-là seuls doivent être bien marqués de muscles du côté desquels ces muscles font mouvoir le membre qui est en action ; et les autres membres seront plus ou moins ressentis de muscles à proportion de la force et du travail qu'ils font. » Cette idée, qui n'est qu'une expression plus précise de celle rendue par le premier passage que nous avons cité (d'après le chap. XLIII), cette idée était si importante aux yeux de Léonard de Vinci, qu'il y revient encore à plusieurs reprises, et notamment dans son chapitre CCXXV (page 73).

Après ces relations, on ne s'étonnera pas d'apprendre que Léonard de Vinci ait médité de rédiger un traité d'anatomie, auquel, du reste, il fait à plusieurs reprises allusion dans son *Traité de la peinture.* Mais c'est surtout dans les manuscrits qui ont été en partie publiés dans ces dernières années qu'on trouve l'expression la plus complète des préoccupations anatomiques de Léonard de Vinci. Nous allons donc passer rapidement en revue ceux de ces manuscrits qui renferment des études anatomiques.

Ces manuscrits se composent essentiellement de feuilles contenant de nombreux dessins, à côté desquels sont inscrites des notes, de la main de Léonard. Ces notes, en italien, sont composées de caractères tracés à rebours, c'est-à-dire sont écrites en allant de droite à gauche, et non de gauche à droite, comme dans l'écriture ordinaire. D'après Ravaisson (*Op. cit.*, tome I, page 2), Léonard était gaucher, et, du reste, il écrivait à rebours pour rendre difficile la lecture de ses notes, et se mettre ainsi à l'abri des indiscrets qui auraient été tentés de surprendre ses idées et de se les approprier.

Actuellement, ces dessins et manuscrits sont conservés, les uns à Milan (Bibliothèque ambrosienne), les autres en Angleterre (Bibliothèque de Windsor et British-Museum), les derniers enfin à Paris (Bibliothèque de l'Institut).

Les manuscrits de Milan ont été publiés en partie, en 1872, sous le titre de : *Saggio delle opere di Leonardo da Vinci :*

1. Plus récemment, Ch. Ravaisson-Mollien a donné une histoire complète, avec reproduction de pièces originales, des manuscrits de Léonard de Vinci et de leurs pérégrinations. (Voy. Ch. Ravaisson, *les Manuscrits de Léonard de Vinci,* t. I, p. 2.)

1. Nous citons ici, d'après l'édition française de la Bibliothèque de l'École des Beaux-Arts : *Traité de la peinture de Léonard de Vinci,* donné au public et traduit en françois par R. F. S. D. C. (Roland Fréart, sieur de Chambray). Paris, 1651.

2. Page 56 de l'édition citée.

Codice Atlantico. Milano 1872[1]. Les dessins et notes de Léonard y sont reproduits par les procédés de la photographie, de sorte que le lecteur a réellement sous les yeux des pièces originales. Malheureusement, ce recueil ne renferme pas de dessins d'anatomie humaine, mais seulement, en fait d'anatomie, quelques esquisses relatives au cheval; et encore la plupart des dessins sur le cheval sont-ils relatifs à des projets de construction de charpentes destinées à soutenir et à transporter un grand cheval coulé en bronze. Mais du moins l'introduction de ce recueil renferme de bonnes indications sur les travaux anatomiques de Léonard, et une très judicieuse appréciation de la manière dont il a fait usage, comme artiste, de ses connaissances anatomiques : « Quoique Léonard fût plus versé qu'aucun de ses contemporains dans la science anatomique, il sut cependant éviter dans ses dessins comme dans ses tableaux cette exagération et cet étalage de muscles, de tendons, d'os et de veines qui caractérisent trop souvent certaines œuvres de cette époque, et qui les font ressembler, comme disait Léonard lui-même, dans son *Traité de la peinture*, plus à un sac de noix qu'à figure humaine (*piuttosto un sacco di noci che figura umana*). »

Les manuscrits de la Bibliothèque de l'Institut de France sont en ce moment l'objet d'une magnifique publication (Charles Ravaisson-Mollien, *les Manuscrits de Leonard de Vinci*), dont trois volumes ont paru : tome Ier, 1881, le manuscrit A ; tome II, 1883, les manuscrits B et D ; tome III, 1888, les manuscrits C, E et K.

Le manuscrit A (car ces cahiers de dessins et notes sont catalogués sous ces lettres indicatrices) renferme des croquis et légendes portant sur la mécanique, la perspective, l'arithmétique, la géométrie, l'acoustique, l'hydraulique, les lunettes, la lumière, la chaleur; mais il contient aussi de nombreuses études sur l'équilibre du corps humain et son centre de gravité dans diverses attitudes et mouvements (fol. 28), sur les proportions de la tête du cheval, et sur les proportions du corps humain (fol. 63).

Le manuscrit B est relatif à l'architecture, la géométrie, la mécanique, et surtout à de très remarquables études sur le vol des oiseaux, sur la mécanique de la nage (avec indications curieuses sur la construction d'appareils de sauvetage en cas de naufrage). Les manuscrits C et D ne portent guère que sur l'optique, la lumière et les ombres, la construction de l'œil.

Le manuscrit E est formé de notes sur la géométrie, la perspective, la lumière, l'arc-en-ciel; mais ses feuilles les plus remarquables sont relatives à la mécanique animale, c'est-à-dire au vol des oiseaux, de la chauve-souris; on y voit également des notes sur la mécanique des quadrupèdes, sur les plis des jointures.

Enfin, le manuscrit K présente encore plus que les précédents ce caractère de composition mixte, roulant sur les sujets les plus divers; mais il commence déjà la série de ceux qui sont plus riches en considérations anatomiques. En effet, d'une part, il renferme des notes d'arithmétique, d'optique, d'hydraulique; mais, d'autre part, il traite de la comparaison de la marche des bipèdes et des quadrupèdes, de la comparaison des membres de l'homme et du cheval, de l'anatomie du cheval, du vol des oiseaux; il nous révèle la préoccupation constante de poursuivre les recherches anatomiques jusque dans leurs détails les plus profonds, *far l'anotomia dell'ossa segate per vedere la grossezza dell'ossa* », y est-il dit sous forme de note sur un projet de recherches.

Tels sont, parmi les douze cahiers ou manuscrits conservés à la Bibliothèque de l'Institut, les six qui ont été, dans la publication de Ravaisson, reproduits par la photogravure et accompagnés d'un double texte, dont l'un est le texte original italien des notes écrites à rebours par Léonard, mais reproduit en caractères ordinaires, et l'autre une traduction française de ces notes. Les six autres manuscrits de la Bibliothèque de l'Institut, non encore publiés, sont composés de notes à peu près semblables à celles des précédents. Ainsi, le manuscrit F est relatif à l'eau, au flux et reflux de la mer, à l'optique, à la géométrie, et renferme, comme parties plus spécialement à signaler, quelques notes sur des sujets de physiologie, sur les poissons pétrifiés (premières indications sur les restes fossiles). Le manuscrit G est relatif à la plupart des questions qui ont été reproduites dans le *Traité de la peinture* (ombres, lumière, paysage), et, de plus, renferme des indications sur la botanique (dessins de fleurs et fruits), sur le vol des oiseaux et des papillons, sur le fonctionnement de l'œil et sur la vue chez les personnes âgées. Enfin, le manuscrit M est tout entier consacré à la géométrie et à la mécanique (poids, mouvement, force, mécanisme de la natation des poissons).

Les manuscrits conservés en Angleterre ont fait plus particulièrement l'objet des deux beaux volumes publiés par J.-P. Richter[1]; mais cette publication n'est pas, comme les précédentes, une reproduction par la photographie des pièces originales; elle est seulement une analyse, feuille par feuille, des manuscrits, avec transcription, en italien et en anglais, des notes manuscrites de Léonard. Parmi ces manuscrits, ceux qui peuvent ici nous intéresser sont conservés, l'un au British-Museum (le manuscrit Br M), les autres à la Bibliothèque royale de Windsor (les manuscrits W, WAn I, WAn II, WAn. III, W An. IV).

Le manuscrit Br M, relatif surtout à l'architecture, renferme aussi des notes sur la vision, les fonctions du globe oculaire, les paupières chez l'homme, les paupières chez les oiseaux.

Le manuscrit W est formé presque en entier de feuilles relatives à l'anatomie : proportions du cheval; muscles; intestins; anatomie de la tête; dissection des vaisseaux sanguins; pupille des oiseaux nocturnes; muscles du bras; projets de recherches anatomiques; recettes médicales.

Enfin les manuscrits WAn I à WAn IV sont exclusivement relatifs à l'anatomie et à la physiologie, comme l'indiquent du reste les lettres sous lesquelles ils ont été catalogués (WAn = Windsor anatomie, c'est-à-dire recueils anatomiques de Windsor).

Le cahier dit W An I, composé de dix pages, et daté par Léonard lui-même du 2 avril 1489, est un fragment d'un véritable traité d'anatomie : il renferme des notes sur le crâne et les dents, sur les mouvements des yeux, sur la durée de la gestation, sur les actes du bâillement, éternuement, spasme,

1. Antérieurement aux publications milanaise (*Codice Atlantico*), anglaise (P. Richter) et française (Ravaisson), dont nous recommandons l'etude, à cause de leur caractère d'authenticité et de fidélité dans la reproduction, divers recueils ont été composés, à la fin du siècle dernier et au commencement de ce siècle, avec des dessins de Léonard; mais les reproductions y étaient faites par la gravure, d'une manière relativement peu fidèle et souvent incomplète. Les principaux de ces recueils sont :

— *Recueil de testes de caractère et de charges dessinées par Léonard de Vinci, Florentin, et gravées par M. le C. de C.* (comte de Caylus). Paris, 1730, in-4°. — Ce recueil ne renferme pas de dessins d'anatomie, mais seulement des têtes grotesques et des caricatures.

— *Carlo Gius. Gerli Disegni da Leonardo da Vinci.* Milano 1784, fol. (et 2e édit. 1830). — Ce recueil contient quelques dessins d'anatomie (musculature des épaules, du cou et des membres).

— John Chamberlaine, *Imitation of original designs by Léon. da Vinci.* London 1796. — John Chamberlaine, *Original designs of the most celebrated master of the Bolognese, Roman, etc. Schools*, London 1812. — Ce recueil contient un bon nombre de dessins d'anatomie.

1. Jean Paul Richter, *the Literary Works of Leonardo da Vinci*, 1883.

sueur; sur la faim, le sommeil, et enfin sur les mouvements des articulations du coude et du genou.

Le cahier WAn II, composé de 72 pages détachées, et que Richter rapporte aux années 1490 ou 1500, contient des études sur les muscles, sur les veines de la tête, sur les muscles des lèvres, de la bouche, de la langue; sur les veines et muscles du bras et du dos; sur les artères, les poumons, le cœur; sur la matrice de la vache, les intestins, l'estomac, le foie, la vessie; sur la force des muscles, et se termine par deux pages sur l'alchimie et les esprits animaux.

Le cahier W An III, de 46 pages, est également formé de feuilles détachées d'un projet de traité d'anatomie, car il est relatif au cœur, aux veines, aux artères, aux poumons, aux muscles du bras.

Enfin le cahier W An IV, de 138 pages, et qui paraît daté de l'année 1515, traite également des muscles du dos, du bras, de la main; des vaisseaux; du cœur, intestin, poumon; de l'embryon et des fonctions de la génération.

Nous avons pensé que le lecteur serait heureux de trouver dans les lignes qui précèdent une analyse des documents relatifs aux travaux de Léonard de Vinci et d'y voir la preuve de l'activité infatigable de ce prodigieux génie, qui fut à la fois ingénieur civil et militaire[1], peintre, sculpteur et architecte. Ce qu'il a fait dans ces diverses branches de la science et de l'art est connu de tout le monde, et justifie bien ces paroles de Taine : « Léonard de Vinci, inventeur précoce de toutes les idées et de toutes les curiosités modernes, génie universel et raffiné, chercheur solitaire et inassouvi, pousse ses divinations au delà de son siècle, jusqu'à rejoindre parfois le nôtre[2]; » mais il nous faut encore insister sur ce qu'il a été relativement à la science des êtres organisés, à ce qu'on nomme aujourd'hui la *biologie*, car il a touché à tout ce qui se rapporte à l'étude des êtres vivants, depuis la paléontologie ou science des fossiles, jusqu'à la zoologie, la physiologie et l'anatomie proprement dite, sans parler ici de la botanique[3].

En paléontologie, Léonard de Vinci est en avance de trois siècles sur les savants de son époque. Nous avons vu (manuscrit F, Bibliothèque de l'Institut) que Léonard de Vinci s'était préoccupé *de la nature des poissons pétrifiés;* or, ses contemporains avaient des conceptions bien singulières sur la nature des fossiles : « Ils se faisaient, dit E. Hœckel[4], de la nature et de l'activité de ses forces, les idées les plus bizarres. Pour les uns, cette force avait fait de nombreux essais pour arriver à créer les formes vivantes; ces essais n'avaient réussi qu'en partie, souvent ils avaient échoué, et les fossiles étaient le résultat de ces tentatives avortées. Pour d'autres, les fossiles étaient dus à l'influence des étoiles sur les couches internes du sol. Certains se formaient à ce sujet des idées plus grossières encore : ils disaient que le Créateur avait préalablement modelé en argile les formes animales et végétales, que plus tard il avait définitivement achevées en substance organique, en les animant de son souffle divin. Les fossiles étaient simplement ces informes ébauches inorganiques. Des vues aussi grossières avaient cours encore au siècle dernier, et l'on croyait à un certain souffle séminal *(aura seminalis)*, qui, pénétrant dans le sol avec les eaux, allait féconder les roches; d'où les fossiles, cette *chair pétrifiée (caro fossilis)*. Il a fallu bien longtemps pour arriver à l'idée simple et naturelle que les fossiles étaient simplement les débris d'organismes éteints. » Or Léonard de Vinci a été le premier à oser affirmer que la lente pétrification des débris organiques est le fait du limon se déposant au fond des eaux et englobant peu à peu ces restes. Chose remarquable, au XVIe siècle, un autre artiste, un potier français, célèbre par ses découvertes dans l'art de fabriquer les faïences émaillées, Bernard Palissy, affirma la même chose; mais les savants étaient bien éloignés de faire quelque cas de ces vues dictées par le simple bon sens, et ce n'est qu'à la fin du siècle dernier que la nature des fossiles fut définitivement interprétée d'après les idées de Léonard de Vinci. On sait que la science des fossiles fut bientôt après élevée sur des bases solides par les immortels travaux de Cuvier sur les ossements des vertébrés fossiles et ceux de Lamarck sur les fossiles des invertébrés.

En zoologie et physiologie comparées, les études de Léonard de Vinci sont particulièrement remarquables en ce qui touche:

1° Le mécanisme de la locomotion : il compare la locomotion du poisson, de l'anguille, du serpent et de la sangsue[1]; il compare la puissance des membres postérieurs chez les batraciens nageurs, comme la grenouille, et chez les mammifères qui procèdent par bonds, comme le lièvre[2]. Il fait, entre les mouvements des membres des quadrupèdes et les oscillations des bras accompagnant les mouvements des membres inférieurs de l'homme pendant la marche, une comparaison lumineuse et qui est parfaitement d'accord avec l'interprétation acceptée aujourd'hui par ceux qui ont le plus attentivement étudié les allures du cheval : « La marche de l'homme, dit-il, est entièrement semblable à celle des quadrupèdes, car, de même que ceux-ci, comme le cheval, meuvent leurs membres en diagonale, de même l'homme meut ses membres, c'est-à-dire que, en même temps qu'il projette en avant le pied droit, il fait osciller en avant le bras gauche, et puis de même pour le pied gauche avec le bras droit[3]. » Nous avons déjà fait de nombreuses mentions de ses études sur le vol des oiseaux, et de ses dessins traduisant des projets de construction d'un oiseau artificiel.

2° La vision, les fonctions des paupières, les modifications de la vision par l'effet de l'âge (presbytie), la pupille des animaux diurnes et nocturnes, la membrane clignotante des oiseaux.

3° Les fonctions du système nerveux. Ici, nous sommes en présence de ce fait remarquable, que Léonard de Vinci a nettement entrevu les *actes réflexes*, c'est-à-dire les mouvements qui se produisent sans la participation de la volonté (du cerveau), par la simple intervention de la moelle épinière. Il a même précisé ce détail important, à savoir que les mouvements réflexes se produisent alors même que la volonté tendrait à les suspendre : « Comment il se fait que les nerfs agissent parfois par eux-mêmes, sans commandement de la volonté; ceci est bien évident chez les paralytiques, comme chez les sujets engourdis, chez lesquels nous voyons les membres se mouvoir

1. Sur les travaux de Léonard comme ingénieur, on lira un intéressant article de M. F. Nucharzenski : *Un ingénieur du XVe siècle : Léonard de Vinci*. (*Revue scientifique*, 15 août 1885, p. 208.)

2. *Philosophie de l'art en Italie*, p. 10.

3. Voyez pour la botanique : Conjectures à propos d'un buste en marbre de Béatrix d'Este au Musée du Louvre et étude sur les connaissances botaniques de Léonard de Vinci, par L. Courajod et Ch. Ravaisson-Mollien. (*Gazette des beaux-arts*, octobre 1877.)

4. Ernest Hœckel : *Histoire de la création des êtres organisés d'après les lois naturelles.* (Traduct. francaise par Ch. Letourneau. Paris 1877, p. 51.)

1. « Che modo fa la coda del pescie a sopingiere il pescie innanzi, e cosi l'anguilla, biscia e mignatta. » (Manuscrit M. in Richter, *op. cit*; t. II, p. 112, n° 821.)

2. « Figurerai a queste paragone le gambe de ranocchi, le quali anno gran similitudine colle gambe dell'omo si nell'ossa come ne suoi muscoli; di poi signerai le gambe direto della lepre, le quali son molto musculose e di muscoli spediti, perche non sono impedite da grassezza. » (Manuscrit W; in Richter, t. II, p. 119, n° 829.)

3. « Dello andare dell' omo. — L'andare dell'omo è sempre a uso dell' universale andare delli animali di 4 piedi, imperochè siccome essi movono i loro piedi in croce a uso del tratto del cavallo, cosi l'omo in croce si move le sue 4 membra, cioè se caccia inanti il piè destro per caminare, egli caccia inanzi conquello il braccio sinistro, e sempre cosi seguito. » (Richter, t. II, p. 120, n° 826.)

sans intervention de la volonté, laquelle volonté ne pourra même arrêter les mouvements de ces membres ; de même chez ceux qui ont le mal caduc, et de même dans les segments de corps, comme dans la queue détachée des lézards[1]. »

4° Les fonctions de la génération, la gestation et le développement embryonnaire[2]. De nombreuses notes de ses divers manuscrits montrent ses projets d'étudier la matrice des femelles en gestation, d'examiner les connexions utérines de la mère au fœtus : « Nous prendrons, dit-il, les membranes fœtales d'un veau à terme, et nous noterons la figure des cotylédons[3]. »

Tout ce qui précède nous prépare à comprendre que, lorsque Léonard de Vinci aborde l'étude de l'anatomie, il ne le fait pas seulement en artiste désireux de comprendre les formes extérieures, mais encore et surtout en philosophe brûlant de pénétrer le mécanisme des fonctions les plus intimes, les rapports des organes les plus profonds. Les planches qui composent le présent volume donnent d'assez nombreuses preuves de ses études anatomiques au point de vue des connaissances nécessaires à l'artiste[4]. Ses études plus complètes et plus approfondies sont indiquées par divers passages de ses notes, passages que nous reproduirons en partie, en les classant sous divers chefs :

1° Notes relatant diverses observations faites sur des cadavres, et notamment sur un sujet réduit au dernier degré d'émaciation[5].

2° Notes donnant le plan du traité d'anatomie qu'il se proposait de publier : tantôt il y indique qu'il commencera par la peau, en étudiant les variations de couleur qu'elle peut présenter[6] ; tantôt il projette un ordre plus didactique, se proposant de décrire d'abord le squelette, puis de le revêtir de ses muscles, puis des vaisseaux[7] ; tantôt il indique le nombre de

1. « Come i nervi operano qualche volta per loro, sanza comandamento delli altri ofitiali dell' anima. — Questo chiaramente apparisce, imperoche tu vedrai movere ai paraletici e freddolosi et assiderati le loro tremanti membra come testa e mani senza licienza dell' anima, la quale anima, con tutte sue forze, non potrà vietare a essi membri che non tremino ; questo medesimo accade nel malcaduco é ne membra tagliati come code di lacierti. » (W. An. II. Richter, t. II, p. 128, n° 839.)

2. Les bibliophiles connaissent bien une curieuse planche de Léonard *De coitu.* Elle fait partie du recueil dit W. An. IV, de la bibliothèque de Windsor. Elle avait été reproduite dans la septième planche de l'ouvrage de Chamberlaine cité ci-dessus. La planche même de Chamberlaine a été reproduite en 1830 et publiée sous forme d'une plaquette, dont voici le titre exact, qui suffira pour en préciser l'objet :

Tabula anatomica Leonardi da Vinci summi quondam pictoris e bibliotheca Augustissimi Magnæ Britanniæ Hannoveræque Regis depromta, venerem obversam e legibus naturæ hominibus solam convenire, ostendens. — Lunæburgi 1830, sumtib. Heroldi et Wahlstabii typis excrepserunt Fr. Vieweg et filius.

Après la mention de cette singulière plaquette, nous pouvons encore citer, comme exemple de l'activité de cet esprit curieux de toutes choses, le passage suivant, que nous donnons seulement dans le texte de *Léonard*, en italien, lequel, comme le latin, est moins soucieux de l'honnêteté : « Perché li cani odoran volontier il culo l'uno al altro : Questo animale a in odio i poveri, perchè ei mangiano tristi cibi, e ama li richi, perché essi an bone vivande e massimo di carne ; e lo sterco delli animali sempre ritiene della virtu della sua origine... etc. » (on devine le reste). (Manuscrit F, de l'Institut, cité d'après Richter, vol. II.)

3. « Fa ti dare una secondina delli vitelli quando nascono, e nota la figura de cotiledoni, se riservano li cotiledoni maschi o femminici. » (W. An. IV, feuille 133, in P. Ritchter, vol. II, page 119, n° 818.)

4. Voy. les planches VII, VIII, IX, X, XIII, XVI, XXIII, XXV.

5. « Ho spoliato di pelle uno il quale per una malattia s'era tanto diminuto che li muscoli eran consumati e restati a uso di pellicula soltile, in modo che le corde in scambio del convertirse in muscolo si convertivano in larga pelle, e quando l'ossa eran vestiti di pelle, poco acquistavan della lor naturale grossezza. » (Manuscrit W. de la bibliothèque de Windsor, in Richter, t. II, p. 113.)

6. « Difinisci tutte le parti di che si compone il corpo, cominciandosi dalla cute colla sua sopraveste, la qual è spesso spiecata mediante il sole. » (W. An. III, in Richter, p. 117, n° 815.)

7. « Farai primo la spina del dosso, di poi va vestendo a gradi l'un sopra dell altro di ciascun di questi muscoli, e poni li nervi e arterie e veni a ciascun muscolo per se, e altri a di questo nota a quanti spondili si congiugono, e che intestini sono loro a riscontro, etc. » (W. An. II ; Richter, t. II, p. 115.

préparations ou dissections qu'il se propose de faire afin d'étudier et d'expliquer les os et les cartilages, les muscles et les tendons, les vaisseaux et les nerfs, et comment il lui faudra représenter chaque membre au moins sous trois de ses faces, pour en donner une notion complète[1] ; tantôt il donne un nouveau plan de traité d'anatomie, dans lequel il veut commencer par l'étude de l'embryon, de sa formation, de son accroissement, du développement après la naissance, puis la constitution complète du corps de l'homme et de la femme adultes[2].

3° Notes où il explique la nécessité de reproduire par le dessin les résultats de la dissection, pour rendre ces résultats accessibles aux personnes qui n'auraient ni l'occasion ni le courage de se livrer à l'étude directe des cadavres. Ici, il nous trace en termes brutaux, mais singulièrement expressifs, les conditions dans lesquelles devait alors travailler un anatomiste partageant son logement avec « les corps écorchés et décharnés et épouvantables à voir[3] ».

Léonard de Vinci nous apparaît donc comme occupant une des premières places parmi les hommes de science qui présidèrent à la renaissance de l'anatomie aux XVe et XVIe siècles, à côté des anatomistes médecins, tels que Benevieni de Florence (mort en 1502), Achillini (1461-1512), Benedetti (mort en 1525), Zerbi (mort en 1505) et Berenger de Carpi (1470-1550), dont l'histoire cite plus spécialement les noms comme anatomistes, parce qu'ils furent en même temps des médecins célèbres[4]. Et nous ne saurions mieux terminer cette étude sur Léonard de Vinci qu'en reproduisant ici le jugement porté sur ses dessins anatomiques par William Hunter, qui fut, au siècle dernier, un des plus grands chirurgiens et des premiers anatomistes de l'Angleterre. « Je m'attendais à trouver dans les dessins de Léonard de Vinci tout au plus les indications anatomiques qui sont indispensables à un peintre pour la pratique de son art. Mais, à mon grand étonnement, j'ai constaté que Léonard avait étudié l'anatomie dans son ensemble et avec une grande profondeur. Et quand je considère avec quel soin il a étudié chaque partie du corps humain, quand je vois la supériorité de son génie universel, la manière dont il a excellé dans la mécanique et l'hydraulique, l'attention avec laquelle il a voulu se rendre compte de toutes les choses dont il avait à tenir compte, je suis absolument persuadé que Léonard doit être considéré comme le meilleur et le

1. « ....e non puoi aver la notitia dell' un che tu non confonda e distrugga l'altro ; adunque è necessario fare più notomie, delle quali 3 te ne bisognia per avec piena notitia delle vene e arterie, distruggendo con somma diligentia tutto il rimanente, e altre 3 per avere la notitia delli panniculi, e 3 per le corde e muscoli e legamenti, e 3 per li ossi e cartilagini, e 3 per la notomia delle ossa.... Adunque per il mio disegnio ti fia noto ogni parte e ogni tutto mediante la dimostratione di 3 diversi aspetti ciascuna parte, perchè quando tu avrai veduto alcun membro della parte dinanzi, ti fia dimostrato il medesimo membro volto per lato o direto ; non altramenti che se tu avessi in mano il medesimo membro e andassi lo voltando di parte in parte insino a tanto che tu avessi piena notitia di quello che tu desideri sapere. » (W. An. IV Richter, II, p. 110 et 111.)

2. « Dell' ordine del libro. Questa opera si deve principiare alle conciettione dell' omo, e devi descrivere il modo della matrice, e come il putto (fœtus) l'abita, e in che grado lui risegga in quella, e il modo dello vivificarsi, e'l suo accrescimento.... Poi discreverai quali membra sieno quelle che crescono poi che il putto è nato pui che l'altre, e da la misura d'un putto d'un anno. Poi discrivi l'omo cresciuto e la femina e suo misure e nature di complessione, colore et fisionomie... Di poi descrivi com' egli è composto di vene, nervi, muscoli e ossa... Di poi descrivi altitudini e movimento. » (W. An. II, P. Richter, II, p. 108.)

3. « E tu che dici esser meglio il veder fare l'anatomia, che vedere tali disegni, diresti bene, se fusse possibile vedere tutti queste cose che in tal disegni si dimostrano in una sola figura.... E se tu avrai l'amore a tal cosa, tu sarai forse impedito dallo stomaco, e se questo non ti impedisce, tu sarai forse impedito dalla paura coll' abitare nelli tempi notturni in compania di tali morti squadrati e scorticati e spaventevoli a vederli. » (W. An., IV. — Richter, t. II, p. 107 et 108.)

4. Voy. A. Laboulbene, *la Renaissance anatomique au* XVIe *siècle* (*Revue scientifique*, t. XIII, 1886, p. 713.)

plus grand anatomiste de son époque. De plus, il est certainement le premier qui ait inauguré l'usage de dessins anatomiques[1]. »

IV

Suite de l'Histoire des Études anatomiques des Maîtres italiens. — Le Pollajuolo. — Michel-Ange. — Raphaël. — Bandinelli. — Rosso. — Benvenuto Cellini. — Les Carrache. — Le Titien et André Vésale. — Les dessins de Vésale, par Jean Calcar. — Adaptations diverses des figures d'André Vésale aux besoins des artistes.

Nous avons donné une grande place à l'histoire des études anatomiques de Léonard de Vinci, et les détails dans lesquels nous sommes entré justifient assez, par leur importance, l'étendue de ces développements. Nous pourrons donc être plus bref pour les autres maîtres, sur lesquels, du reste, l'histoire est, à cet égard, moins riche en renseignements.

Sur le Pollajuolo (1454-1509) nous n'avons que la courte mention suivante de Vasari : « Il entendait les nus mieux que tous les peintres qui l'avaient précédé. Il avait étudié l'anatomie en écorchant des cadavres, et il fut le premier à étudier le jeu des muscles dans les figures. » (Vasari, t. III, p. 235[2]). Du reste, nous avons hâte d'arriver à Michel-Ange qui, pour les études anatomiques, doit être placé immédiatement à côté de Léonard de Vinci.

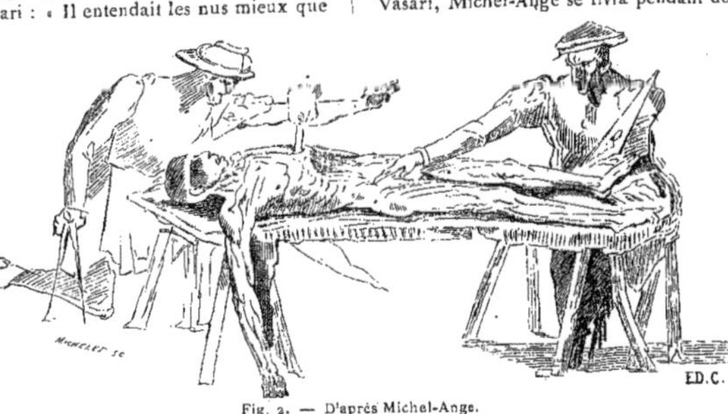

Fig. 2. — D'après Michel-Ange.

Michel-Ange, dont le nom seul semble évoquer à nos yeux ces musculatures puissantes qu'il a poussées jusqu'à l'ostentation, Michel-Ange s'occupa d'anatomie presque autant que Léonard de Vinci.

« Quand Michel-Ange étudia l'anatomie, dit Eugène Guillaume[3], cette étude d'analyse, dont le but est de se rendre un compte exact de la forme humaine, n'était pas une nouveauté dans l'école florentine. Dès le commencement de leur apprentissage, les peintres et les sculpteurs passaient par cette initiation préparatoire[4], et il suffit de songer aux ouvrages des prédécesseurs de Michel-Ange pour comprendre combien, dans ce genre, leur savoir était profond. Donatello, particulièrement, a fait preuve d'une grande science anatomique, et on peut dire que le moindre de ses coups de ciseau montre à quel point il connaissait la conformation du corps humain, et avec quelle sûreté il en exprimait la structure générale et les détails les plus délicats. »

Michel-Ange étudia d'abord l'anatomie à Florence, dans le couvent du Saint-Esprit, dans le but de réunir les documents nécessaires pour sculpter sur bois un grand crucifix.

« Dans ce temps-là, dit Vasari, Michel-Ange sculpta un crucifix en bois pour l'église de Santo-Spirito, dont le prieur lui rendit plusieurs services. Ainsi, dans l'hôpital dépendant de ce couvent, il lui avait fourni un atelier et des cadavres à disséquer, qui lui permirent de commencer des études anatomiques auxquelles il dut dans la suite la perfection de son dessin. » (Vasari, tome V, page 114.)

C'est probablement à cette époque qu'il faut rapporter un dessin de Michel-Ange, reproduit par Leroux d'Azincourt dans le tome VI (planche 177) de l'*Histoire de l'art par les monuments* (Paris, 1811), et qui nous fait assister à ces premières études anatomiques (fig. 2). Elles se faisaient sans doute dans un caveau ou tout autre lieu retiré et obscur ; on y voit, en effet, que l'étude s'y fait à la lumière d'une chandelle, posée sur le corps même du sujet ; des deux travailleurs représentés, l'un se livre à des mensurations sur le cadavre, l'autre dessine. D'après Vasari, Michel-Ange se livra pendant douze ans à l'étude de l'anatomie, d'abord à Florence, puis à Rome. Il fut l'ami du célèbre anatomiste Colombo, qui professait à Rome de 1549 à 1559[1]. Quelques-uns des dessins d'anatomie qu'il a laissés ont été reproduits dans l'ouvrage précédemment cité de Leroux d'Azincourt (pl. 177 et 178) et dans l'ouvrage de Denon (Vivant Denon, *Monuments des arts du dessin chez les peuples tant anciens que modernes*. Paris, 1829, pl. 75 et 76). Ces divers dessins (Voy. nos pl. 14, 19, 21, 22, 23, 27) justifient bien l'enthousiasme avec lequel Vasari parle des études anatomiques de MichelAnge :

« Il se livra avec passion aux recherches d'anatomie, pour connaître à fond les raisons de la configuration des muscles, des tendons, de leurs rapports avec l'ossature, et des fonctions de chacun pour opérer les différents mouvements du corps humain. Il fit les mêmes recherches sur l'organisation des divers animaux et surtout des chevaux. » (Vasari, V, p. 206.) On dit même que Michel-Ange se proposait d'écrire un traité des mouvements musculaires, et on sait, en effet, que toutes ses œuvres traduisent aux yeux l'expression d'une musculature puissante en état d'énergique contraction[2].

« Après avoir, dit Ch. Blanc[3], patiemment et profondément appris la forme et la structure des os, l'attache, la fonction et le jeu des muscles, dans toutes les postures, dans tous

1. W. Hunter. *Two introductory letters*. London 1784 (d'après Richter, t. II, p. 106). A ce jugement on peut joindre celui porté par Blumenbach : « Le regard génial de ce grand chercheur et de cet habile imitateur de la nature lui a fait faire des découvertes qui étaient de plus d'un siècle en avance sur son époque. » (*Blumenbach's medicinische Bibliothek*, 1795, vol. 3, p. 728.)

2. Voyez aussi Eug. Müntz, *la Renaissance en Italie et en France*. Paris, 1885, p. 131.

3. *L'Œuvre et la Vie de Michel-Ange*. Paris, 1876 (2e partie, Michel-Ange sculpteur, par Eug. Guillaume, p. 48).

4. Voir ci-dessus, p. 9, les indications à propos d'Andrea Verocchio, le maître de Léonard de Vinci.

1. Matteo Realdo Colombo, un des fondateurs de l'anatomie au XVIe siècle, né à Crémone ; il étudia l'anatomie à Padoue, puis passa à Pise et enfin à Rome où il fut appelé par le pape Paul IV. Il fit à la fois de l'anatomie sur l'homme et des vivisections sur les animaux, et c'est ainsi qu'il acquit des notions relativement précises sur la circulation pulmonaire, et fut l'un des précurseurs d'Harvey. Toutes ses découvertes sont consignées dans l'ouvrage suivant : *De re anatomicá libri XV*; Venetiis, 1559.

2. « Michel-Ange me dit plusieurs fois qu'il aurait écrit pour ses élèves un livre sur l'anatomie, s'il ne s'était défié de sa plume » (Vasari, tome V, p. 210).

3. *L'Œuvre et la Vie de Michel-Ange*. Paris, 1876 (1re partie, Michel-Ange dessinateur, par Ch. Blanc).

les mouvements possibles du corps humain, Michel-Ange était devenu si habile, si savant et tellement sûr de son savoir, qu'il pouvait au premier coup, sans modèle, dessiner une figure en action, en deviner les courbures, en rendre sensible les raccourcissements, les souplesses. Je dis sans modèle, parce qu'en effet la chute des damnés et l'ascension des bienheureux, dans le *Jugement dernier*, n'ont pas été posées, cela va sans dire, par aucun modèle, et qu'ainsi la vraisemblance de tous les corps précipités ou soutenus par le souffle divin est un résultat de la science anatomique. »

Raphaël lui-même, chez lequel on ne rencontre pas cette ostentation de myologie, nous a cependant laissé, par ses dessins, de nombreuses preuves de ses études anatomiques. Mais il ne se livra que tardivement à ce genre d'études.

« Il ne parvint, dit Vasari, qu'au prix d'efforts considérables à comprendre la beauté des nus et à triompher des raccourcis en étudiant les cartons dessinés par Michel-Ange pour la salle du conseil à Florence... Lorsqu'il voulut changer et améliorer son style, il ne s'était jamais livré à l'étude approfondie du nu. Jusqu'alors, il s'était borné à dessiner d'après nature dans la manière du Pérugin, son maître, en y ajoutant toutefois cette expression gracieuse, qui, chez lui, semble un don de nature. Il s'attacha donc à comparer la musculature des écorchés et des sujets vivants, et à étudier tous les divers effets de son mécanisme sur les parties ou sur l'ensemble du corps humain. En outre, il examina avec attention les articulations des os, les attaches des tendons et les réseaux formés par les veines. Il réunit ainsi toutes les connaissances qui constituent un grand peintre. »

Les dessins anatomiques de Raphaël se trouvent épars dans divers musées : en France, au musée de Lille ; à Vienne (collection de l'archiduc Charles) ; en Italie, à l'Académie de Venise (*Sala delle Sedute*). Le plus intéressant de tous a fait partie de la collection anglaise de Thomas Lawrence. Ce dernier dessin a été exposé, il y a quelques années, à Paris, à l'*Exposition des dessins des maîtres anciens* (1879), à l'École des beaux-arts, où nous avons pu longuement le contempler. Nous en donnons ci-contre une reproduction (fig. 3). Il représente une étude, de Raphaël, de l'évanouissement de la Vierge pour un tableau de mise au tombeau[1].

Pour se rendre compte de l'attitude toute spéciale d'un sujet chez lequel toute contraction, même toute tonicité musculaire disparaît pour un instant, par le fait de la paralysie momentanée qui constitue l'évanouissement, et chez lequel les pièces du squelette se fléchissent les unes sur les autres et s'écroulent pour ainsi dire sous le poids du corps, Raphaël a bien compris que c'est à une étude d'ostéologie qu'il lui fallait recourir, à une étude qui lui montra le jeu naturel des charnières osseuses, les inflexions et directions selon lesquelles se fait cet écroulement de la charpente. Aussi, dans ce dessin, voyons-nous le sujet évanoui représenté par un simple squelette que cherchent à soutenir les personnages accessoires. Nous avons là, outre l'expression de cette tendance à arriver à la vérité par l'anatomie, nous avons là comme un résumé des études de Raphaël sur l'ostéologie ; car c'est là une étude faite d'après nature, d'après un vrai squelette ; je n'en veux pour preuve que ce fait, qui, à l'examen de ce dessin, sautera aux yeux de toute personne un peu familière à l'ostéologie, à savoir que le squelette représenté par Raphaël est non pas un squelette de femme, mais bien un squelette d'homme. C'était le mécanisme de la charpente, pendant le collapsus des muscles, qu'il avait pour but de déterminer ; les caractères sexuels des os lui importaient peu pour le moment, et il a pris et étudia le squelette quelconque qui se trouvait à sa disposition.

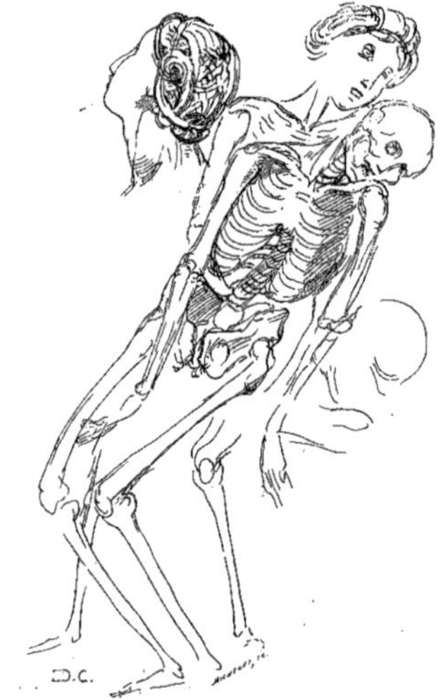

Fig. 3. — D'après Raphaël.

Mais en somme les autres dessins anatomiques de Raphaël sont peu détaillés et représentent plutôt le nu interprété avec les notions de l'écorché. « Il examina avec attention, dit Vasari (tome IV, page 247), les articulations des os, les attaches des tendons... Mais il reconnut qu'à l'égard de la science anatomique il ne pouvait arriver à la perfection de Michel-Ange, et en artiste de profond jugement il considéra que la peinture ne consiste pas seulement à faire des hommes nus, mais qu'elle a un bien plus large champ. »

Nous ne saurions mieux faire, à cet égard, que de reproduire ici le passage suivant de M. Eug. Müntz[1] : « Si Raphaël, que nous avons vu jusqu'ici uniquement préoccupé de rendre fidèlement la nature ou d'exprimer des sentiments poétiques, a tout à coup cédé au désir de montrer sa connaissance du corps humain, de résoudre les problèmes d'anatomie les plus compliqués, il est certain qu'il l'a fait entraîné par une influence étrangère et non par suite d'une conviction intime. Cette

1. Voy. le *Catalogue descriptif des dessins des Maîtres anciens*, exposés à l'École des beaux-arts, mai-juin, 1879 :

N° 114. Santi (Raffaello). — Le squelette de la Vierge est soutenu par une sainte femme. A part, trois études de têtes, pour les saintes femmes, formant le groupe, à la plume et au bistre.

Ce dessin a été longtemps conservé dans la famille du marquis Antaldi de Pesaro, héritier de Timoteo Viti, ami et légataire de Raphaël. De là il passa dans la collection de sir Thomas Lawrence, président de l'Académie royale de Londres ; à la mort de celui-ci (1830) il devint la possession des frères Woodburn, de Londres, qui acquirent toute la collection Lawrence pour vingt mille livres. Plus tard il passa, avec d'autres dessins anatomiques, dans les mains du prince d'Orange, et à la mort de celui-ci (1850) il fut vendu aux enchères et acquis, pour la somme de 1.230 guldens par Leembruggen d'Amsterdam. Ce dessin avait été reproduit dans la planche 8 du recueil publié par les frères Woodburn. (*Lawrence Gallery* : A series of fac-similes of original drawings, by Raffaelli da Urbino, selected from the matchless collection formed by sir Thomas Lawrence. London, published by S. and A. Woodburn, 1841.)

1. Eug. Müntz. *Raphaël, sa vie, son œuvre et son temps* (nouvelle édition, 1886, p. 258).

influence, il n'est pas permis d'en douter, c'est celle de Michel-Ange. Le jeune Urbinate ne pouvait détacher ses pensées de ce merveilleux carton de la *Guerre de Pise,* où le peintre-sculpteur florentin avait accumulé toutes les difficultés imaginables, comme pour en triompher avec plus d'éclat. Il voulut, lui aussi, s'essayer dans ces tours de force, qui, hélas ! l'emportèrent bientôt, aux yeux des artistes et du public, sur le culte de la nature, sur la poésie, sur la beauté. La statue du David, semble aussi l'avoir préoccupé ; on montre au British Museum un dessin à la plume attribué, avec beaucoup de vraisemblance, à Raphaël, et représentant, avec une recherche évidente de la musculature, le colosse de la place de la Seigneurie.

« Latente, peut-être même inconnue jusque vers 1507, l'influence de ce génie puissant et absorbant entre tous éclata pour la première fois, chez Raphaël, dans les études préparatoires de la *Mise au Tombeau.* Avant ce moment, Raphaël, tout nous autorise à l'affirmer, n'avait jamais disséqué ; la structure intime du corps humain ne lui était connue que par les dessins de Pollajuolo, de Léonard de Vinci, peut-être aussi de Fra Bartolommeo.

« Un dessin d'Oxford (Robinson, n° 42), nous montre Raphaël dessinant, d'après le nu, trois des porteurs du cadavre du Christ; il s'attache à faire ressortir le jeu des muscles. Dans un autre dessin d'Oxford (Robinson, n° 43), représentant le corps du Christ jusqu'aux genoux, et le bas du corps de l'un des porteurs, il poursuit les mêmes problèmes. Enfin, dans un dessin exposé en 1879 à l'École des beaux-arts, il pousse la passion pour ses études nouvelles jusqu'à copier un squelette, placé dans l'attitude qu'il se propose de donner à la Vierge. Or, c'est là précisément la méthode employée par Buonarroti : « On ne voit plus de peintres, disait Mariette au siècle dernier, « dans l'Abecedario, qui étudient l'anatomie comme Michel-« Ange. Avait-il à faire une figure, il commençait à en établir « la carcasse, c'est-à-dire qu'il en dessinait le squelette, et que, « quand il était assuré de la situation que les mouvements de « la figure faisaient prendre aux os principaux, alors il com-« mençait à les revêtir de leurs muscles, et puis ensuite il cou-« vrait ces muscles de chair [1], et qu'on ne me dise pas que ce « que j'avance ici est une pure fiction ; je suis en état d'en « donner les preuves : j'ai plusieurs études de Michel-Ange « pour sa statue du Christ de la Minerve, dans lesquelles on « peut le suivre dans toutes ses opérations. »

Après des maîtres tels que Léonard, Michel-Ange, Raphaël, nous ne donnerons qu'une courte mention à Bandinelli, le Rosso, Benvenuto Cellini, Carrache, et encore pour quelques-uns nous aurons à insister, moins sur leurs études anatomiques personnelles, que sur l'intimité dans laquelle ils ont vécu avec des anatomistes célèbres, avec lesquels ils ont collaboré, avec lesquels ils ont dû étudier le corps humain.

Nous n'avons, sur les études anatomiques de Bandinelli, que l'indication suivante donnée par Vasari : « Pendant plusieurs années, Baccio Bandinelli s'appliqua avec ardeur à l'étude de l'anatomie. Il pria Agostino de Venise de graver une Cléopâtre nue et des études anatomiques qui lui firent beaucoup d'honneur. » (Vasari, tome V, page 316.)

Rosso de Rossi (dit aussi maître Roux), né à Florence en 1496 et mort à Fontainebleau en 1541, où il avait été appelé vers 1530 par François Ier, s'est beaucoup occupé d'anatomie. On lui attribue quelques-unes des figures qui illustrent le *Traité de dissection* de Charles Estienne [2]. Avant de quitter l'Italie, dit Vasari, Rosso avait composé un traité d'anatomie qu'il se proposait de publier en France. Ce traité n'a jamais vu le jour, mais Vasari déclare posséder quelques-uns de ces dessins anatomiques, tracés de la main du Rosso. L'un d'eux a été conservé par la gravure, grâce à Domenico Barbiere, élève du Rosso. Cette planche, gravée sur cuivre, très rare, a été reproduite par Choulant, d'après l'exemplaire qui existe au cabinet des gravures à Dresde (Choulant pages 16 et 17). Elle représente deux squelettes et deux écorchés, vus alternativement par la face antérieure et par la face dorsale. Ce dessin a été attribué à tort, par plusieurs auteurs, à Michel-Ange. La planche gravée en question est signée dans le coin gauche: Domenico Fiorentino (c'est-à-dire Domenico Barbiere).

Benvenuto Cellini (1500-1571) vécut dans la plus étroite amitié avec l'anatomiste Vidus Vidius, qui professa successivement à Paris, à Florence (1548) et à Pise, où il mourut en 1569. C'est à Paris qu'ils se trouvèrent réunis, partageant la même existence, l'anatomiste profitant des conseils de l'artiste pour tracer ses dessins anatomiques (parus, longtemps après sa mort, en 1626 : *Vidi Vidii Florentini de anatome corporis humani libri VII, LXXVIII tabulis illustrati et exornati ; Francofurti*), tandis que l'artiste mettait à contribution la science anatomique du savant médecin. Benvenuto Cellini dit dans ses mémoires : « Je rencontrai Messer Guido Guidi (Vidus Vidius), et, m'étant lié avec lui, je l'emmenai à mon chatelet (Piccol Nello, Petit-Nesle), où je lui donnai une chambre pour son seul usage : et là nous vécûmes dans la plus étroite amitié, heureux de nous communiquer nos travaux, chacun dans notre partie, sous les auspices du glorieux prince (François Ier). J'avais encore avec moi un imprimeur de grande habileté, et ce fut lui qui commença à imprimer, dans mon chatelet, ce premier beau livre de médecine de messer Guido. » (Benvenuto Cellini vita, éd. Lips. 1883, — 12, II, p. 100.)

Benvenuto Cellini fut aussi l'ami de Bérenger de Carpi (Berengario da Carpi), l'un des plus renommés médecins anatomistes de la Renaissance : « Je connus, dit-il (Vita, tome I, p. 45), à Rome, un très illustre chirurgien, qui se nommait maestro da Carpi ; il avait une haute intelligence du dessin, et était très lettré. » Bérenger de Carpi (1470-1550) dans l'un de ses ouvrages d'anatomie (*Isagogæ breves perlucidæ ac uberrimæ in anatomiam corporis humani*, etc., Bononiæ, 1522) se vante d'avoir disséqué plusieurs centaines de cadavres. Sur ses planches, Laboulbène porte le jugement suivant, qu'il est bon de noter ici : « Berengario de Carpi a cherché ses modèles dans la nature, sans exagération artistique ou dramatique. Ses planches, gravées à Bologne en 1521, représentant les muscles de l'abdomen, les veines des bras et de la cuisse, sont assez exactes ; *néanmoins Berengario, en rapports continuels avec les artistes, se laisse trop souvent entraîner vers l'idéal.* » (Laboulbène, La *Renaissance anatomique au* XVIe *siècle; Rev. scientif.* déc. 1886, p. 721).

Les Carrache avaient fondé à Bologne une académie célèbre où ils enseignaient toutes les branches des arts du dessin, y compris l'anatomie. Annibal Carrache (1560-1609), le plus célèbre d'entre eux, y était secondé surtout par son frère Agostino (1558-1602), qui avait cultivé un peu toutes les branches des sciences. « Il avait, dit Ch. Blanc [1], trouvé le temps d'être un peu médecin, un peu poète, et d'enseigner publiquement l'anatomie... Il enseignait l'office des muscles et des os... Il était auteur d'un traité d'anatomie, d'un traité d'architecture, etc. » A côté des Carrache, nous pouvons citer encore Barocci ou Baroccio (1528-1612), dont nous reproduisons quelques dessins anatomiques. (Voy. pl. 19.)

1. Évidemment *chair* est ici pour *peau*.

2. *De Dissectione partium humani corporis libri tres*, a Carolo Stephano, doctore medico, editi. Una cum figuris, Parisiis, 1545.

1. Ch. Blanc. *Histoire des peintres de toutes les Écoles* (École Bolonaise, p. 2, 6 et 7.)

Nous n'avons pas encore parlé du Titien (1477-1576), parce que nous nous réservions de lui consacrer une mention spéciale à propos de ses rapports avec le célèbre anatomiste André Vésale, dont les publications ont inauguré pour l'anatomie une époque nouvelle, se continuant sans interruption jusqu'à nos jours. En effet, de tout ce qui précède il résulte que chacun des grands maîtres que nous avons cités vécut dans l'intimité avec quelque anatomiste célèbre de son époque, et fut ainsi à même de puiser directement sur le cadavre les enseignements d'une anatomie plastique que chacun était obligé de créer pour ainsi dire pour ses besoins, puisqu'alors n'existaient encore ni de traités de ce genre, ni même de guides imprimés pour faciliter les recherches. Cette union intime entre les anatomistes et les artistes, l'histoire l'a personnifiée d'une manière un peu légendaire, et qu'il sera bon de rectifier, dans André Vésale et Titien.

Tous les artistes savent ce que fut le Titien. Qu'il nous soit permis de leur dire ce que fut André Vésale, qu'on a nommé le restaurateur de l'anatomie, et qu'on aurait aussi bien pu nommer le martyr de la science anatomique. Quoique né à Bruxelles, en 1514, André Vésale étudia principalement à Paris[1], puis devint professeur d'anatomie successivement à l'université de Padoue (1537), puis de Bologne (1543), et enfin de Pise. Nul ne cultiva avec plus d'éclat l'anatomie humaine, et son grand traité *De la structure du corps humain (De corporis humani fabrica libri septem*, magnifiquement imprimé à Bâle en 1543[2]) est resté, pour l'époque, un monument scientifique incomparable. Vésale ne s'adonna pas seulement à l'anatomie, mais encore à la physiologie, et s'il lutta pour l'établissement régulier des dissections, il institua aussi, sur les animaux, des vivisections, mode essentiel d'investigation pour la physiologie expérimentale. C'en était trop vraiment pour ne pas exciter d'une manière dangereuse les préjugés d'une époque qui sortait péniblement de la barbarie. C'est pourquoi, en 1564, il fut accusé d'avoir porté le scalpel sur un sujet qui n'était pas mort. Déféré au tribunal de l'Inquisition, il fut condamné, pour racheter ce crime, à entreprendre un pèlerinage en terre sainte. Il se rendit à Jérusalem, mais au retour il périt dans un naufrage sur les côtes de l'île de Zante[3].

Son traité *De fabrica corporis humani* avait paru à Bâle, illustré de magnifiques gravures sur bois, représentant, dans des dimensions relativement considérables, non seulement les viscères, mais encore tous les os et tous les muscles du corps. Ces dessins sont si beaux et surtout si exacts qu'aujourdhui encore ils sont au niveau de l'enseignement, et qu'un artiste pourrait étudier avec fruit dans cet ouvrage. Tous les auteurs attribuent au Titien la perfection de ces dessins, et on ne saurait dire si cette interprétation fait plus d'honneur à l'artiste ou à l'anatomiste, dont elle consacre ainsi les rapports. Mais, quoique peut-être la main du Titien ne soit pas absolument étrangère à cette œuvre, il serait bon, pour la vérité historique, de s'en tenir à ce que Vésale lui-même a dit à ce sujet.

Or la première édition de l'œuvre de Vésale parut à Venise en 1538, sous la forme de six planches détachées. Ces six planches sont d'une rareté extrême; Choulant en a donné l'histoire (op. cit., p. 45)[1], et cite un passage de la lettre servant de préface à cette publication, dans la laquelle Vésale déclare que ces dessins sont du peintre Joannes Stephan von Calcar[2]. Cette déclaration, Vésale la renouvelait un peu plus tard, dans un autre opuscule sur la veine axillaire[3].

Le collaborateur de Vésale n'est donc pas le Titien, mais essentiellement Jean-Etienne Calcar, d'origine flamande, qui vivait à Bologne, et, élève du Titien, en avait pris la manière. On lui en avait même donné le nom : « cet élève du Titien, qui aida beaucoup son maître, était surnommé Tiziano » (Vasari, tome IX, p. 230). Ailleurs Vasari est encore plus explicite quant à la question des dessins d'anatomie, et, comme contemporain, nous donne un témoignage qui tranche la question. « Parmi les élèves du Titien, dit-il (tome IX, page 223), nous placerons hors ligne le flamand Jean Calker, qui sera toujours tenu en haute estime pour avoir fourni les dessins des gravures du livre d'anatomie publié par le docte André Vésale. »

L'Académie de médecine possède, dans sa salle des séances, un portrait de Vésale, donné à l'Académie par le baron Portal, et attribué au Titien. Dans une intéressante étude sur ce portrait, L. Peisse (*la Médecine et les Médecins*, tome II, chap. intitulé : *l'Art à l'Académie de médecine*) a émis l'idée qu'il ne s'agit pas ici d'une œuvre du Titien, mais bien d'une peinture de Jean Calcar.

D'autre part nous possédons au Musée du Louvre une toile (portrait d'homme) de ce peintre, que Vésale, dans sa préface, appelle Johannes Calcarensis, et que le catalogue du Louvre nomme Johan von Calcar. — Le catalogue ajoute dans sa notice : « Il fut disciple de Titien et fit de si grands progrès à son école que ses ouvrages ne se distinguaient pas de ceux du maître. Les écrivains contemporains nous apprennent que sou-

1. « Son zèle pour l'anatomie lui fit mépriser les préjugés et les exigences de son temps; on le vit passer des nuits entières à déterrer des cadavres, soit à la butte de Montfaucon, soit au cimetière des Innocents. » (L. Hahn, Art. Vésale du Dict. encyclop. des Sc. médicales.)

2. L'Université de Bâle possède un squelette préparé par André Vésale en 1543. Ce squelette est l'une des plus anciennes préparations anatomiques connues. Vesale n'a passé que peu de temps à Bâle pour surveiller l'impression de son ouvrage; or pendant son court séjour, un criminel ayant été exécuté, il obtint que le corps lui en fût remis. On sait combien il était alors difficile d'obtenir des sujets pour la dissection. Aussi Vésale profita-t-il de cette précieuse occasion pour faire, pendant plusieurs jours, le scalpel à la main, la démonstration de l'anatomie humaine aux élèves de l'Université, et, quand la dissection fut achevée, il prépara le squelette. « *Artis et industriæ suæ specimen*, » dit l'inscription; puis il en fit don à l'Université. (Laboulbène, loc. cit.)

3. Ce fait se rapporte non à des études de dissection, mais à une simple autopsie. En effet, Vésale, médecin de Charles-Quint, puis de Philippe II, se livrant, dans les dernières années de sa vie, uniquement à la pratique médicale dans la cour fastueuse de Madrid, avait cessé de poursuivre ses investigations anatomiques, et sa passion avait faibli à ce point que, Fallope lui ayant adressé une lettre pour lui indiquer des corrections notables à son ouvrage *De humani corporis fabrica*, Vésale, qui n'avait pas même un crâne à sa disposition, répondit de mémoire, commettant de trop nombreuses erreurs, indignes de lui. — C'est vers cette époque (1564) qu'un gentilhomme espagnol étant mort d'une maladie difficile à déterminer, Vésale obtint à grand'peine l'autorisation de faire l'autopsie. Au moment où le corps fut ouvert, les assistants crurent voir le cœur encore palpitant; sans examen, saisis d'épouvante, ils coururent chez la famille du défunt. Vésale, dont la prospérité médicale avait excité la haine de ses rivaux, fut déféré au tribunal de l'Inquisition, accusé d'homicide ou d'impiété, et condamné à mort. Les prières de toute la cour, l'autorité de Philippe II, firent commuer la peine en un voyage expiatoire à Jérusalem. Vésale obéit, s'embarqua, vint à Chypre avec Jacques Malatesta, général des Vénitiens, et atteignit le but de son voyage. Il n'avait pas quitté la Palestine, que le magistrat vénitien lui fit les offres les plus brillantes pour le faire venir à Padoue occuper la chaire d'anatomie vacante par la mort prématurée de Fallope. Vésale accepta, délaissant l'ingrate Espagne, et s'embarqua pour venir en Italie. Pendant la traversée, une tempête engloutit son vaisseau et il fut jeté seul sur les côtes de l'île de Zante. Dépourvu de tout, il y périt de faim. Un orfèvre de Venise, échappé à la même tempête, et abordant par hasard dans cette île, trouva le corps de Vésale, le reconnut et le fit inhumer dans l'église de la Sainte-Vierge, avec cette inscription : « Tumulus Andreæ Vesalii Bruxellensis qui obiit idibus octobris, anno MDLXIV, ætatis vero suæ L, quum Hierosolymis rediisset. » (Laboulbène, *la Renaissance anatomique au XVIe siècle. Revue scientifique*. Décembre 1886, p. 715.)

1. Plus récemment F. Turner a donné une bonne étude historique et critique des six premières planches d'André Vésale. (*Gazette hebdomadaire de médecine et de chirurgie*, 1877, p. 261.)

2. Ces planches, de 1538, portent la mention : « Sumptibus Joannis Stephani Calcarensis », et Vesale dit : « Illis tabulis alias adjunximus, quibus meum squeletum nuper in studiosorum gratiam constructum Joannes Stephanus, insignis nostri sæculi pictor, tribus partibus appositissime expressit. »

3. « Epistola docens venam axillarem dextri cubiti in dolore lateri secandam, etc. Basil., in officina Roberti Winter, 1539. » — A la fin de cette lettre Vésale dit : « Si suam operam, Joannes Stephanus, insignis nostræ ætatis pictor, non denegavit. »

vent, de leur temps, les tableaux et surtout les portraits de Calcar ont été vendus comme des ouvrages de Titien... Il dessina à Padoue, en 1537, les belles figures anatomiques gravées sur bois qui parurent dans le traité de Vésale et qui furent longtemps attribuées à Titien. »

Or, le Dr E. Turner a publié sur ce portrait une très intéressante étude. Il nous y apprend comment cette peinture avait été attribuée au Tintoret; comment il a été amené à soupçonner qu'il s'agit d'un portrait de Vésale, et comment cette idée a été absolument confirmée par diverses preuves pour l'exposé desquelles nous renvoyons le lecteur au travail original [1].

La première édition du grand traité d'anatomie de Vésale est de 1543 (*De humani corporis fabrica libri septem;* Basil., ex officina Joannis Oporini; 1543) [2], il n'y est fait mention ni du Titien, ni de Calcar. Ce n'est que plus tard, dans des réimpressions faites en France et en Allemagne, que les éditeurs, sans doute pour donner plus de relief à l'ouvrage, firent apparaître le nom du Titien dans le titre même du volume: *André Vésale, Dissection du corps humain, Figures dessinées par le Titien, ouvrage à l'usage des peintres et sculpteurs* [3]. Ainsi, s'établit la tradition qui attribuait au Titien les dessins anatomiques d'André Vésale, et on n'eut garde de renoncer à cette tradition dans les diverses éditions des plus belles planches de Vésale, publiées sans texte et destinées spécialement à l'usage des artistes. Tel fut tout d'abord le cas de l'ouvrage de Bonavera, intitulé purement *Anatomie du Titien* [4], et de celui de Tortebat [5].

Avec Vésale commence, en effet, une ère nouvelle pour les études anatomiques des artistes : ils ont dès ce moment à leur disposition des planches où sont fidèlement reproduits les divers détails et l'ensemble du squelette et de l'écorché. Si, par le fait d'un goût particulier, et pour la nécessité d'une vérification spéciale, il leur faut parfois encore recourir à la dissection, leur éducation anatomique peut se faire régulièrement par la seule étude des planches de Vésale. Et en effet, ces planches ont été reproduites avec des légendes en toutes langues: en français (Tortebat), en allemand, comme il a été dit ci-dessus, et de plus en italien [1], et en espagnol [2].

1. Turner. *Le Portrait d'André Vésale au Musée du Louvre* (*Gazette hebdomadaire de médecine et de chirurgie*, 1877, p. 437.) Du reste Ch. Blanc, dès 1867, avait déjà essayé de démontrer que ce portrait est bien celui de Vésale (Turner, *Ibid.*, p. 472). « Il n'y a donc aujourd'hui plus de doute, conclut Turner, sur le portrait de Jean Calcar. Le personnage qu'il représente est sûrement André Vésale, et il y a urgence à mettre son nom au Catalogue du Musée du Louvre. On comprend bien mieux maintenant, sous ce puissant coloris et ce dessin irréprochable, la distinction du modèle, sa dignité, sa nationalité même; à voir ces cheveux tirant sur le roux, cette barbe rousse, ces lèvres épaisses, cette blonde carnation, on retrouve agréablement le vrai Vésale, un Flamand, bien différent de cette tête à l'œil farouche, au teint brun, du faux portrait donné à l'Académie de médecine par le baron Portal. En faisant la part des changements apportés à la physionomie par vingt années de plus, on reconnaît les mêmes traits dans le célèbre tableau attribué à Titien, sous le nº 80 du musée Pitti à Florence. » Tout le monde connaît le tableau du peintre belge F. Hamman, tableau popularisé par la gravure, représentant Vésale dans son laboratoire; il est sur le point de commencer la dissection d'un cadavre, et ses yeux se dirigent vers un crucifix, appendu sur la paroi opposée de la pièce.

2. Le bel exemplaire que possède la bibliothèque de l'École des beaux-arts, a pour titre exact: — *Andreæ Vesalii Bruxellensis, invictissimi Caroli V imperatoris medici, de Humani corporis fabrica libri septem : Basileæ per Joannem Oporinum.* La dédicace, à Charles-Quint, est datée de 1542, et la dernière feuille de l'ouvrage porte la date de 1545. Les planches, gravées sur bois, sont absolument admirables.

3. Andreæ Vesalii Bruxellensis. — Zergliederung den Menschlichen-Cörpers. Auf Mahlerey und Bildhauerkunst gericht. Die Figuren von Titian gezeichnet. — Augspurg, gedrukct und verlegt durch Andreas Maschenbaur, 1706, fol., 16 Bll.

4. *Domenico Bonavera. Notomia di Titiano, dedicata all' illustr. sign. Franc. Ghisilieri, senatore di Bologna.* Cet ouvrage a aussi paru sous le titre latin : *Liber anatomicus, Titianus invenit et delineavit, Dominicus de Bonavera sculpsit.*

5. François Tortebat, *Abrégé d'anatomie* accommodé aux arts de peinture et de sculpture. Paris, 1667; la plupart des planches de myologie sont la reproduction des figures de Vésale. Il en a été publié une édition allemande, à Berlin, en 1706 (citée ci-dessus). — A la Bibliothèque de l'École nationale des beaux-arts est une édition, sans date, intitulée: Tortebat, *Nouveau Traité d'anatomie* accommodé aux arts de peinture et de sculpture, exécutée dans le genre du crayon par T. Leclere, dessinateur, et gravée par Petit. Le plus simple examen montre que les 10 planches dont se compose ce cahier ne sont que de très mauvaises copies des squelettes et écorchés du livre de Vésale, copies non seulement pâles et indécises, mais encore souvent reproduites avec confusion et interprétation défectueuse dans les détails.

En Espagne notamment, l'anatomie eut pour origine les travaux de Vésale. Quand Vésale vint en Espagne (V. p. 17), il y fut réduit à enseigner l'anatomie avec des mannequins et des pièces artificielles de sa fabrication. Nous avons vu comment une tentative d'autopsie lui fut fatale. Aussi l'histoire ne fait-elle mention d'aucune tentative de dissection en Espagne à cette époque. Le premier anatomiste espagnol du XVIe siècle, Juan Valverde, n'eut d'autre mérite que d'importer dans sa patrie l'œuvre de Vésale, dont il fit copier les planches et traduisit le texte [3], et c'est seulement ainsi que quelques artistes espagnols s'occupèrent d'anatomie. Le peintre Gaspar Becerra, notamment, collabora aux dessins de Valverde, et construisit même, dit-on, un écorché en plâtre pour l'usage des artistes. Enfin on peut encore citer Juan de Arphe, célèbre orfèvre, qui s'occupa d'anatomie, plus particulièrement au point de vue des proportions. Son livre (*Varia commensuracion para la escultura y arquitectura.* Sevilla, 1585) renferme un grand nombre de figures sur bois [4] dont la plupart représentent simplement les contours du corps humain avec des lignes établissant des systèmes de proportions inspirés évidemment d'Albert Dürer [5], mais dont quelques-unes cependant (Voir Choulant, page 73) représentent le squelette et l'écorché [6].

V

Suite des Études anatomiques en Italie. — Traités d'Anatomie des formes publiés en Italie aux XVIIe et XVIIIe siècles. — Pietro Berrettini, Carlo Cesio, Lelli, de Rubeis, etc. — L'Anatomie et les Artistes des Pays-Bas, Rubens. — Les Tableaux dits *Leçon d'anatomie.* — L'Anatomie plastique en Espagne. — L'Anatomie plastique en France. — Cours d'anatomie de l'Académie royale de peinture et de sculpture. — Géricault et ses études anatomiques. — Traités d'Anatomie des formes publiés en France.

C'est l'Italie qui avait donné le signal des études anatomiques, et c'est là que resta un certain temps confiné ce mouvement. Aussi est-ce en Italie que nous voyons, après les planches d'André Vésale, publier les plus nombreux et les meilleurs traités d'anatomie à l'usage des artistes; nous ne citerons ici que ceux qui eurent des artistes mêmes pour auteurs. Ainsi, dès 1618, nous voyons Pietro Berrettini da Cortone (1596-1669), célèbre à la fois comme peintre, architecte et écrivain, dessiner une série de grandes planches anatomiques. D'après Choulant

1. Jacopo Moro. *Anatomica ridotta ad uso de pittori e scultori.* Vinegia 1679. Contient 19 planches reproduites d'après Vesale.

2. Dès l'apparition des six premières planches de Vésale (Venise 1538 de nombreuses contrefaçons en furent faites, et Vésale lui-même se plaint amèrement, dans une lettre à Jean Oporin, du peu que valent à cet égard les privilèges et décrets des souverains (Voy. Turner, op. cit., p. 266).

3. *Historia de la composicion del cuerpo humano* escrita por Joan de Valuerde de Hamusco, 1556. Dédiée au cardinal-archevêque de Tolède.

4. Il est probable qu'il avait lui-même dessiné et gravé ces figures (Voir Davillier : *l'Orfèvrerie en Espagne*, p. 90, 223, 226, 227).

5. A cette époque, d'après Choulant, une traduction italienne d'Albert Dürer avait été transcrite en portugais par Luiz da Costa, de telle sorte que les seules sources où les Espagnols aient puisé leurs connaissances d'anatomie plastique se réduisent à Vésale et à Dürer.

6. « Les planches de l'Espagnol Jean Valverde de Hamusco, celles de Jacques Grévin de Clermont (in-fol., 1565), de C. Plantin, d'Anvers (1572), de Felix Plater (1583), de Salomon Alberti (1583), de Balduin Ronseus de Gand (1584), de Jacques Guillemeau (1598), d'André Dulaurens (1600), de Grégoire Horstius (1607), etc., etc., sont des imitations altérées et souvent peu réussies de l'œuvre de Vesale. » (Laboulbène, *La Renaissance anatomique au XVIe siècle*, p. 722).

(op. cit., page 84) Berrettini aurait exécuté ces dessins sous la direction de Larche, chirurgien, qui se serait également occupé d'anatomie à Rome, avec Nicolas Poussin. D'après d'autres, Berrettini aurait étudié avec l'anatomiste J. M. Castellanus. Quoi qu'il en soit, ces planches, dont la plupart s'adressent plus au médecin qu'à l'artiste, ont été ultérieurement publiées, d'abord par Petrioli[1], puis, avec mention de leur utilité spéciale pour les artistes, par F. Petraglia[2]. En 1691, à Rome, C. Errard fait exécuter, par l'anatomiste Bernardino Genga, un traité d'anatomie plastique, comprenant neuf planches d'ostéologie, quatorze de myologie, et seize planches reproduisant des statues antiques, telles que le *Laocoon*, le *Gladiateur*, le *Faune* et l'*Hercule Farnèse*[3]. Vers la même époque, un élève de Berrettini, Carlo Cesio (1626-1686), peintre et graveur, qui avait fondé une académie de peinture, composait un traité d'anatomie plastique, qui ne fut publié qu'après sa mort[4]. Puis vient Ercole Lelli (1702-1766), peintre, graveur sur cuivre et sur bois, qui, signalé comme cultivant avec passion l'anatomie, comme ayant modelé un écorché pour l'Institut de Bologne, fut plus tard directeur de l'Académie de Bologne et composa une *Anatomie extérieure du corps humain*, dont il grava lui-même les figures[5]. Un de ses élèves, Giovani Battista de Rubeis, célèbre comme peintre de portraits, a laissé également un traité où il s'occupe à la fois de l'anatomie en général, et en particulier de la physionomie humaine. Cet ouvrage fut imprimé à Paris, après la mort de l'auteur, en 1809[6]. Enfin, Giuseppe Bossi (1776-1816), peintre et graveur, a composé des planches d'anatomie, qui furent publiées après sa mort par les peintres Giuseppe Sogni et Giovanni Servi[7]. Nous arrivons ainsi vers l'époque contemporaine, et nous citerons simplement, pour ce qui a rapport à l'Italie, les traités de Giuseppe del Medico[8], de L. Uguccioni[9], de G. Sabattini[10], de Caldani[11], de Mascagni[12] et de Squanquerillo[13].

1. Tabulæ anatomicæ a cel. pictore Petro Berrettino Cortonensi delineatæ et egregie æri incisæ nunc primum prodeunt et a Cajetano Petrioli Romano notis illustratæ. Romæ 1741.

2. Tabulæ anatomicæ ex archetypis egregii pictoris Petri Berrettini Cortonensis expressæ et in æs incisæ. Opus chirurgis et pictoribus apprime necessarium. Alteram hanc edit. recens. Franciscus Petraglia. Romæ 1788.

3. Anatomia per uso et intelligenza del disegno ricercata non solo su gl'ossi e muscoli del corpo humano, ma dimostrata ancora su le statue antiche più insigni di Roma; per istudio della regia academia di Francia pittura e scultura, sotto la direzzione di Carlo Errard, gia direttore di essa in Roma, preparata su i cadaveri dal dottor Bernadino Genga regio anatomico, con le spiegazioni et indice des signor G. M. Lancisi. Opera utilissima à pittori e scultori et ad ogni altro studioso delle nobili arti del disegno. Roma 1691.

4. Carlo Cesio, anatomia dei Pittori. Cognizione dei muscoli del corpo umano per il disegno. Roma 1697, fol. — Une édition allemande en a été publiée par Daniel Preisslern, sous le titre : l'Anatomia dei pittori del signore Carlo Cesio; Nürnberg, 1759.

5. Anatomia externa del corpo umano, per uso dé pittori e scultori, delineata ed incisa da Ercole Lelli, con la denotazione delle parti.

6. G. B. de Rubeis. Trattato dei ritratti ossia trattato per coglier le fisionomie. Trattato d'anatomia per uso dei pittori. Parigi, 1809.

7. Tavole anatomiche disegnate dal Pittore Giuseppe Bossi, ora per la prima volta publicate sotto la Direzione del Pittore Giuseppe Sogni, professore d'elementi di figura presso l'Academia di belle arti, et del Pittore Giovanni Servi, aggiunto al professore suddetto. Milano (20 planches).

8. Giuseppe del Medico, *Anatomia per uso dé pittori e scultori*. Roma 1811 (38 planches).

9. Leopoldo Uguccioni, *Elementi di anatomia esterna*. Milano 1829 (21 planches).

10. Tavole anatomiche per li pittori e gli scultori, di Giambattista Sabattini, professore d'anatomia nella Reale Accademia di belli arti in Bologna, etc. Bologna, 1814 (48 planches).

11. Floriano Caldani. *Riflessioni sull' uso dell' anatomia nella pittura*. Venezia, 1808. — Cet ouvrage a été traduit en français : H. Kühnholtz, Réflexions sur l'anatomie appliquée à la peinture, traduites de l'italien et accompagnées d'un avant-propos et de notes sur le même sujet. Montpellier, 1845.

12. Paolo Mascagni. *Anatomia per uso degli studiosi di scultura e pittura*. Firenze, 1816.

13. Costantino Squanquerillo. *Opera di anatomia pittorica*. Roma 1837. — Très bel ouvrage, avec de magnifiques planches, resté malheureusement inachevé.

Si nous considérons les autres pays, vers l'époque de la Renaissance, comparativement à l'Italie, nulle part ailleurs nous ne trouvons un mouvement semblable à celui que personnifient Léonard de Vinci, Michel-Ange, etc., caractérisé par ce fait que les artistes se mettent eux-mêmes à rechercher dans la dissection les secrets du nu et le mécanisme des mouvements. Et quand, sous l'influence de la renaissance italienne, les artistes des autres pays se sont attaqués à la reproduction du nu en action, ils l'ont fait avec les données scientifiques puisées dans les maîtres de Florence et de Rome. Dans sa *Philosophie de l'art dans les Pays-Bas*, Taine dégage nettement les influences de race et de milieu, d'après lesquelles il en devait être ainsi. « En Allemagne, dit-il, la domination trop forte des pures idées n'a pas laissé de place à la sensualité de l'œil. La première école, celle de Cologne, a peint non des corps, mais des âmes mystiques, pieuses et tendres. Le grand artiste allemand du XVIe siècle, Albert Dürer, a beau connaître les maîtres italiens, il garde ses formes disgracieuses, ses plis anguleux, ses laides nudités... La fantaisie étrange, le profond sentiment religieux, les vagues divinations philosophiques qui percent dans ses œuvres montrent un esprit à qui la forme ne suffit pas. Aujourd'hui encore, c'est le dedans qu'ils estiment et goûtent, non le dehors. Cornélius et les maîtres de Munich considèrent l'idée comme principale et l'exécution comme secondaire... Leur œuvre toute symbolique et philosophique a pour but d'attirer la réflexion du spectateur sur quel que grande vérité morale ou sociale[1]. »

Lorsque vers 1520 les peintres flamands commencent à prendre exemple chez les maîtres de Florence et de Rome, ils s'engagent dans une voie dont les éloignaient toutes leurs tendances naturelles, et la donnée anatomique ne vient chez eux que de seconde main. C'est qu'à cet égard deux traits étaient propres à l'art italien, qui tous deux répugnaient également à l'imagination flamande. « D'un côté, dit Taine, l'art italien a pour centre le corps humain naturel, sain, actif, vigoureux, doué de toutes les aptitudes athlétiques, c'est-à-dire nu ou demi-drapé, franchement païen, jouissant en plein soleil, librement et noblement, de ses membres... Or, un Flamand n'entre pas aisément dans ces conceptions. Il est d'un pays froid et humide; on y grelotte quand on est nu. Le corps humain n'y a point les belles proportions, les attitudes aisées que réclame l'art classique; il est souvent courtaud ou surnourri; la chair blanche, molle, flasque, aisément rougie, a besoin d'être habillée. Quand le peintre revient de Rome et veut continuer l'art italien, ses alentours sont contraires à son éducation; il ne renouvelle plus son sentiment au contact de la nature vivante, il est réduit à ses souvenirs..... D'eux-mêmes, quand ils conçoivent l'homme, c'est habillé; lorsqu'à l'exemple de leurs maîtres italiens, ils voudront faire un corps nu, ce sera sans liberté, sans élan, sans invention vive... D'autre part, l'art italien, comme l'art grec, et en général tout art classique, simplifie pour embellir... Michel Ange et la belle école florentine subordonnent ou suppriment les accessoires... L'essentiel pour eux est le type grandiose ou noble, la structure anatomique et musculaire, le corps nu ou lâchement drapé, pris en lui-même abstraitement, par le retranchement des particularités qui font l'individu et marquent sa profession, son éducation, sa condition... Rien de plus contraire au génie germanique et flamand, qui voit les choses telles qu'elles sont, tout entières et complexes, qui dans l'homme saisit, outre l'homme en général, le contemporain, le bourgeois, le paysan, l'ouvrier, tel bourgeois, tel ouvrier, tel paysan[2]... »

1. H. Taine. *Philosophie de l'Art dans les Pays-Bas*, 1869, p. 50.
2. Id., *Ibid.*, p. 109, 110, 111.

C'est ainsi que parmi les tableaux les plus célèbres des artistes des Pays-Bas sont ceux où ils reproduisent les physionomies nationales de leurs bourgmestres, de leurs syndics, les régents de corporation. A cette série d'œuvres appartiennent celles où les chefs des corporations médicales se sont fait peindre, entourés de leurs confrères. Or, comme le génie des peintres hollandais n'admettait pas qu'on pût reproduire un groupe sans désigner, par des accessoires parlants, la profession et les titres des personnages, les peintres des médecins et des chirurgiens ont eu soin d'emprunter ces indications caractéristiques à la science qui est la base de toutes les connaissances chirurgicales et médicales, à l'anatomie. Telle est l'origine des tableaux connus sous le nom de *Leçons d'anatomie*, et dont nous dirons plus loin quelques mots[1].

Au XVIe siècle, les artistes des Pays-Bas « se jettent avec passion dans l'étude de l'anatomie, des raccourcis et des musculatures... le peintre appuie lourdement ou violemment sur la science; il insiste pour prouver qu'il sait manier le squelette et faire le mouvement; vous trouverez des Èves, des Adams, des Saints Sébastien, des massacres d'Innocents, des Horatius Coclès, qui ressemblent à des écorchés vivants et grotesques! Les personnages ont l'air de vouloir sortir de leur peau ». (Taine, *op. cit.*, pag. 113). A cet égard, comme à tant d'autres, ils « ressemblent à des gens qui ne parleraient qu'italien, mais péniblement, avec un accent et quelques barbarismes. »

Ce que nous disons ici des Pays-Bas en général se vérifie tout particulièrement pour l'école d'Anvers et pour son plus illustre représentant, P. P. Rubens. Déjà Frans Floris, mort en 1570, et qui fut le premier en date parmi les artistes anversois célèbres, était allé étudier en Italie; « dès ce moment, dit A. Michiels[2], ce fut à qui s'approprierait le mieux la science anatomique de Michel-Ange, l'énergie de ses formes ». Puis nous voyons (Michiels, *op. cit.*, pages 16, 30, 33) Martin de Vos aller étudier en Italie avec le Tintoret, Abraham Janssens avec les Carraches : « Un jeune artiste qui n'eût pas fait le voyage d'Italie eût passé pour un homme sans valeur et même sans conscience, puisqu'il aurait négligé l'occasion de s'instruire et de se perfectionner. » (Michiels, pag. 60.)

C'est à cet usage que se conforma Rubens, lorsqu'en 1600, à l'âge de vingt-trois ans, il partit pour l'Italie et étudia successivement à Venise, Mantoue, Rome, Pise. C'est certainement en Italie seulement qu'il fit des études d'anatomie et surtout d'après les dessins des maîtres. Nous en trouvons la preuve dans une intéressante notice insérée par M. Pawlowski dans une publication récente[3]. Il s'agit de l'analyse d'une sorte de cahier de notes et dessins de l'illustre peintre d'Anvers. Ce manuscrit, qui donne les preuves les plus complètes de ses études anatomiques, se divise en cinq parties : la première traite des éléments de la figure humaine; la seconde, de la figure humaine au repos; la troisième, de la figure humaine en mouvement; la quatrième, des statues d'enfant; la cinquième, des proportions de la femme; le tout est mêlé d'observations sur l'optique, sur les lumières et les ombres, sur les proportions, sur l'anatomie et sur l'architecture. Ce seul résumé nous rappelle les manuscrits de Léonard de Vinci, et en effet, « dans ce répertoire, dit M. Pawlowski, fait pour sa propre instruction, Rubens a principalement copié les œuvres d'autrui, en y choisissant des exemples à l'appui de son texte. Nous y voyons beaucoup de copies des statues antiques conservées à Rome... Il a copié ensuite nombre de dessins de Raphaël et surtout une série de dessins didactiques de Léonard de Vinci, qu'il a trouvés chez Pompéo Léoni, d'après sa propre déclaration. »

Choulant (*op. cit.*, page 193) reproduit un dessin anatomique de P. Paul Rubens (1577-1640), extrait d'un album de dessins de ce maître conservé au musée d'Amsterdam. C'est un écorché complet, représentant un homme debout, dans le mouvement de la marche, les mains croisées derrière le dos. Les modelés osseux y sont à peine indiqués et la musculature est d'un dessin très incomplet. Le cabinet des gravures de Dresde possède, ajoute Choulant, un certain nombre de feuilles où sont représentés les muscles du bras, de la main, du pied, et diverses autres figures d'anatomie, le tout réuni en un album dont la première page porte sur son frontispice la mention : « P. P. Rubens delineav. Antverp. apud Alexand. Volt. Paul. Pontius sculpsit. »

Dès la fin du XVIe siècle, puis surtout aux XVIIe et XVIIIe, les Pays-Bas comptèrent parmi leurs médecins et naturalistes un grand nombre d'anatomistes éminents, tels que, pour ne citer que les plus célèbres, Swammerdam, Ruysch (1638-1731), qui avait organisé dans sa demeure un musée anatomique souvent visité et finalement acquis par Pierre le Grand[1], God. Bidloo (1649-1713), qui professa successivement à La Haye, puis à Leyde et publia un grand ouvrage d'anatomie composé de 105 planches dessinées par Gérard de Lairesse et gravées par A. Blooteling et les frères Van Gunst[2]; B. S. Albinus (1697-1770), le plus célèbre anatomiste de l'époque, qui a donné, pour l'ostéologie et la myologie notamment, les plus belles planches anatomiques, dessinées la plupart par Jan Wandelaer, d'Amsterdam[3]; et enfin Ed. Sandifort (1763-1819), élève et successeur d'Albinus, dont le *Museum anatomicum* (Leyde, 1793) contient des planches dessinées par Abraham Delfos, gravées par Robert Muys et Pieter de Maré. Nous voyons ainsi les noms d'artistes célèbres associés à ceux d'anatomistes éminents, comme nous avons vu le nom de Léonard de Vinci

1. « Bien que l'anatomie ne fût scientifiquement enseignée que depuis peu de temps en Hollande, puisque les premières dissections n'y avaient été autorisées qu'en 1505 seulement par Philippe II, cette étude avait pris aussitôt une grande extension : les salles de cours, dans lesquelles le public était admis et qui contenaient une foule d'objets curieux, formaient comme autant de petits musées spéciaux. » (Émile Michel. *Rembrandt*. Paris, 1886, p. 24). Voir ci-après, p. 21, les indications, d'après P. Triaire, sur les nombreux tableaux de *Leçons d'anatomie*.

2. Alfred Michiels. *Rubens et l'École d'Anvers*. Paris, 1877.

3. *Pierre Paul Rubens, sa vie et ses œuvres*. Paris, 1889. Voir p. 222 le chapitre : Théorie de la figure humaine, avec dessins originaux de Rubens, par Gustave Pawlowski, conservateur de la Bibliothèque Firmin-Didot.

1. Rachel Ruysch, fille du professeur d'anatomie d'Amsterdam, est rangée au nombre des meilleurs peintres de fleurs, et son frère Henri Ruysch fut un botaniste distingué.

2. Bidloo fut, comme Vésale, victime d'un véritable plagiat: un médecin anglais, W. Cooper, s'empara sans scrupule de ses planches; il en fit acheter trois cents exemplaires chez un libraire d'Amsterdam, y fit ajouter des lettres de renvoi, y joignit quelques figures nouvelles, et publia l'ouvrage sous son nom (Will. Cooper. *The anatomy of human bodies* with figures drawn after the life by some of the best masters in Europa. Oxford, 1694. — L'ouvrage original de Bidloo est d'Amsterdam, 1685).

3. « On raconte que pour obtenir de bonnes figures où la perspective ne nuisît pas à l'exactitude, Albinus choisissait le plus beau des cadavres, le suspendait à une grande distance des dessinateurs, et en faisait faire un grand nombre de copies; puis, sur chaque copie il faisait dessiner, dans sa place convenable, un muscle qu'il avait disséqué avec soin, de manière à laisser bien visibles les lieux d'attache et d'insertion; après ce muscle, il en faisait dessiner un autre, et ainsi de suite. Nous n'avons pas idée, nous enfants gâtés du dix-neuvième siècle par les merveilles des arts mécaniques, par la photographie, la gravure électrique, etc., des peines inouïes qu'ont dû se donner nos pères pour produire ce qu'ils nous ont laissé. » (A. Chéreau, *Dict. Encyclop. des sc. méd.* Art. ALBIN.) — Le principal chef-d'œuvre d'Albinus (*Tabulæ sceleti et musculorum corporis humani*. Lugd. Bat., 1747) est pour l'usage des artistes aussi bien que des médecins et chirurgiens. Ces planches, reproduites sous moindre dimension, par l'Anglais John Brisbane, ont été publiées comme traité destiné spécialement aux artistes, sous le titre : *The anatomy of painting*, new edition of six tables of Albinus, with an introduction giving a short view of picturesque anatomy. London, 1769. — C'est encore en grande partie Albinus qui est reproduit dans l'anatomie plastique de Lavater (Joh. Heinr. Lavater. *Anleitung zur anatomischen Kenntniss des menschlichen Korpers fur Zeichner und Bildhauer, mit vielen Kupfertafeln, grösstentheils nach den Albinschen.* Zurich, 1790.)

associé à celui d'Antonio della Torre, le nom de Michel Ange à celui de Colombo, le nom de Rosso à celui de Charles Estienne, le nom de Benvenuto Cellini à ceux de Vidus Vidius et de Bérenger de Carpi. Aussi faut-il s'attendre à voir les artistes des Pays-Bas se livrer à l'anatomie pour leur propre compte et publier des traités spéciaux d'anatomie plastique. Les plus remarquables que nous ayons à citer à cet égard sont : Jacob van der Gracht, qui grava à l'eau-forte les planches de son *Anatomie à l'usage des peintres et sculpteurs*[1]; Cornelis Ploos van Amstel, peintre et graveur (1726-1798), dont le traité d'anatomie plastique renferme vingt-sept planches gravées sur cuivre, d'une grande finesse et d'une parfaite exactitude. Ploos van Amstel est connu par ses chromogravures sur cuivre; aussi a-t-il utilisé ce mode de représentation dans son ouvrage, dont les dernières planches (de 19 à 27) figurent des écorchés sur lesquels les traits du squelette et ceux de la musculature sont tirés en couleurs différentes[2].

Dans les Pays-Bas, nous devons donner une mention aux nombreux tableaux intitulés *Leçon d'anatomie*. Tout le monde connaît la fameuse *Leçon d'anatomie* de Rembrandt, popularisée par la gravure et la photographie, et dont notre Académie de médecine possède une belle copie, dans sa salle des séances[3]. Mais ce n'est là qu'un échantillon, le plus admirable, d'une série nombreuse, qui compte un autre tableau de Rembrandt[4]. De ces tableaux, le plus ancien est celui de Aart Pietersen (1603), représentant Sébastien Egberts, professeur d'anatomie, au milieu de vingt-sept de ses confrères auxquels il démontre la dissection d'un cadavre : le professeur tient, de la main droite, des ciseaux entr'ouverts, la main gauche est abaissée et légèrement appuyée sur le sujet. Ce même Sébastien Egberts a été, en 1615, le sujet d'un tableau du même genre, peint par Thomas Keyser, dans lequel il est représenté debout, faisant sur un squelette une leçon d'ostéologie. Le squelette est admirablement dessiné et parfaitement peint. De cette même époque, date la leçon d'anatomie du Dr Fonteyn, peinte par Nicolas Élias, et la leçon d'anatomie du Dr W. van der Meer, peinte par Mirevelt; dans la première, un crâne posé sur la table est l'objet de la leçon; dans la seconde, conservée à l'hôpital de Delft, le professeur procède à l'ouverture d'un cadavre, à une autopsie[5].

Vient alors (1632) la célèbre leçon d'anatomie du professeur Tulpius, peinte par Rembrandt et conservée au musée de La Haye. Le professeur Tulp (1593-1674), qui est connu par diverses découvertes anatomiques (il est le premier qui ait observé chez l'homme les vaisseaux chylifères vus en 1622 par Aselli chez le chien), est représenté donnant à ses élèves une leçon de dissection des muscles de l'avant-bras[1]; il est assis devant un cadavre, soulevant, avec des pinces tenues dans la main droite, le groupe des muscles fléchisseurs des doigts. Comme le fait remarquer P. Triaire, l'architecture de la salle où se passe la scène est parfaitement reconnaissable, avec son arceau de voûte, une grande colonne au second plan, des ouvertures en plein cintre et une affiche de cours posée sur le mur indiquant clairement une salle de démonstrations anatomiques.

Le nouveau Musée royal d'Amsterdam possède une galerie consacrée aux portraits des chirurgiens, et dans laquelle se trouvent les autres leçons d'anatomie qu'il nous reste à citer.

C'est d'abord un nouveau tableau de Rembrandt, peint en 1656, et représentant la *leçon d'Anatomie* du docteur Deyman. Le professeur pratique sur un cadavre la dissection du cerveau et de ses enveloppes, soulevant avec des pinces les replis des méninges, tandis qu'un aide, à droite de l'opérateur, tient dans sa main gauche la portion supérieure de la voûte crânienne qui a été détachée pour mettre à découvert les hémisphères cérébraux. « Le cadavre est traité d'une façon dramatique, en dehors des traditions des peintres des leçons d'anatomie. Il se présente complètement de face, en raccourci poussé à un degré d'incomparable audace, les pieds très peu distants de la tête, la partie supérieure du corps relevée au devant de la poitrine de l'opérateur. L'abdomen est ouvert et privé de ses viscères; le cerveau est mis à nu et l'on distingue, à travers les enveloppes transparentes dont le chirurgien opère la dissection, les hémisphères cérébraux vus en perspective par leur face antérieure, avec leurs circonvolutions et leurs sillons ensanglantés. De chaque côté des tempes retombent de larges lambeaux du cuir chevelu. Sur la partie inférieure du corps est jeté un linge qui dissimule sous ses plis la portion moyenne du tronc. Au-dessus, le sternum et la paroi épigastrique détachés d'après les strictes règles de la nécropsie, laissent béante une vaste plaie qui met à découvert les profondeurs de la cavité thoracique. » (P. Triaire, *op. cit.*, p. 45.)

La *leçon d'anatomie du professeur Ruysch*, peinte par Adrien Backer (1670) se passe dans un amphithéâtre d'anatomie, dans le fond duquel deux niches creusées dans le mur supportent deux statues antiques. Ruysch, l'anatomiste célèbre par la perfection qu'il apporta dans l'art des injections anatomiques, est debout, faisant la démonstration du canal inguinal; il tient de la main droite un scalpel, entre le pouce et les autres doigts, comme une plume à écrire, dans la position classique de l'incision anatomique, tandis qu'il soulève, de la main gauche, un repli aponévrotique. Le cadavre est vu en raccourci, la tête dirigée vers les spectateurs; les muscles droits de l'abdomen, la partie supérieure et interne de la cuisse sont mis à nu, les muscles restant recouverts de leurs aponévroses.

Dans une autre leçon d'anatomie, due à Van Neck (1683), Ruysch est représenté faisant un cours sur l'anatomie des vaisseaux du cordon ombilical chez le nouveau-né.

La leçon du professeur Rœll, par Cornelius Troost (1725) nous présente Rœll faisant une démonstration sur l'anatomie du genou, dont il soulève les ligaments avec une érigne tenue, à ses extrémités, avec chaque main.

1. Anatomie der uiterlyke deelen van het menschelijke ligchaam, ten dienste van Schilders, Beeldouwers en Plaatsnijders, door Jacob van der Gracht, Schilder, s' Gravenhage, 1660.

2. Aanleidung tot de Kennis der Anatomie in de tekenkunst, betreklyk tot het menschbeeld, door Cornelis Ploos van Amstel. Te Amsterdam, 1783. — Ces excellentes planches ont été reproduites (probablement avec les mêmes cuivres, achetés à l'éditeur hollandais) dans le petit traité de Lavater (Éléments anatomiques d'ostéologie et de myologie à l'usage des peintres et sculpteurs; traduit de l'allemand de J. H. Lavater, par Gauthier de la Peyronie. Paris, 1797. Nous avons dit précédemment comment ces planches étaient inspirées, au moins en partie, de celles d'Albinus.

3. Cette copie a été faite par Cottrau en 1845. (L. Peisse, op. cit. tome II, p. 329.)

4. Voy. Paul Triaire. *Les Leçons d'anatomie et les Peintres hollandais aux XVIe et XVIIe siècles.* Avec deux eaux-fortes. Paris, 1887.

5. « Ce tableau, dit P. Triaire (op. cit. page 30), a cet intérêt particulier, qu'il nous offre l'aspect d'un amphithéâtre, tel qu'on le concevait dès le XVIe siècle : un hémicycle central entouré d'une rampe, destiné à l'opérateur et à ses assistants. Autour de la rampe, s'étage une série concentrique de gradins ou de bancs sur lesquels les auditeurs prennent place. C'est là la disposition classique encore usitée de nos jours dans nos hôpitaux et nos Facultés. De bonne heure, en effet, les médecins du XVIe et du XVIIe siècle avaient saisi la commodité, pour l'enseignement, de ce mode d'installation, et j'ai vu chez le professeur Tilanus, à Amsterdam, une très intéressante collection de gravures représentant les *theatra anatomica* de cette époque, qui ne diffèrent de nos amphithéâtres modernes que par l'exposition de squelettes et de pièces anatomiques, qui en faisaient, en outre, de véritables musées. »

1. C'est sans doute par le fait d'une confusion singulière, relative à la part que Tulp a prise à la découverte des chylifères, qu'on a pu dire que la leçon d'anatomie de Rembrandt représentait une démonstration des vaisseaux lymphatiques. Cette erreur donna lieu, il y a une dizaine d'années, dans les journaux médicaux et autres, à une polémique assez vive. (Voir, dans la *Revue des Deux Mondes* du 1er juin 1879, l'article qui en fut le point de départ.)

Enfin la leçon de Camper, par Regters (1758), représente une démonstration des vaisseaux du cou par l'illustre anatomiste qui fut aussi un artiste, et dont les œuvres les plus connues se rapportent à l'anatomie plastique[1].

Nous avons déjà parlé de l'Espagne, à propos d'André Vésale, de Valverde et de J. de Arphe (ci-dessus p. 18). D'après ce que nous en avons dit, on prévoit que les études et les ouvrages d'anatomie plastique n'ont pas été nombreux dans ce pays. Nous ne trouvons à signaler, en effet, que le peintre et graveur Chrysostomo Martinez, dont les études anatomiques furent du reste publiées en France. Né, en 1650, à Valence, où il passa une partie de sa vie, il vint ensuite à Paris, puis dans les Pays-Bas, où il mourut en 1694. Il entreprit, dit Choulant (op. cit. p. 100), à l'aide d'une subvention que lui alloua, à cet effet, la ville de Valence, un traité d'anatomie à l'usage des artistes, et aurait, dit-on, exécuté vingt planches gravées sur cuivre à cet effet. Mais de ces planches, deux seulement ont vu le jour, publiées à des époques différentes. Elles représentent trois écorchés, avec de nombreuses traces de divisions, par systèmes de cercles, pour indiquer un système de proportion[2]. Ces planches rares et peu connues ont dû un retour de notoriété à l'autorité que leur a donnée Ch. Blanc dans son étude sur le canon des Égyptiens. On sait que Ch. Blanc a voulu démontrer que la longueur du doigt médius représentait l'unité de mesure dans ce système de proportions, et que par suite il a été amené à rechercher si la main est une partie dont les dimensions demeurent à tous les âges dans la même proportion avec la taille; c'est dans Martinez qu'il a pensé en trouver la démonstration[3].

Les traités d'anatomie plastique sont si rares en Espagne, qu'après Ch. Martinez, du XVIIe siècle, il faut arriver jusqu'à notre époque pour trouver encore un nom à citer, celui de Maria Esquivel[1].

Nous n'avons à citer ici que les artistes dont les études ont eu directement pour objet les renseignements fournis par la dissection des corps. Aussi ne parlerons-nous pas de ceux qui se sont livrés surtout à des mensurations, à des études de proportions. A ce titre, il faudrait citer, à côté de Léonard de Vinci, Albert Dürer et Jean Cousin. Jean Cousin donne, à côté de ses études sur les proportions, quelques indications sur l'usage des muscles, indications qui méritent à peine le nom d'anatomie. Albert Dürer, dans ses études de proportions, est à proprement parler un géomètre.

L'importance attachée par les grands maîtres à l'étude de l'anatomie, amena peu à peu l'institution de cet enseignement dans toutes les écoles d'arts. Pour nous en tenir à la France, nous dirons qu'en 1648, sous Louis XIV, lors de la fondation de l'*Académie royale de peinture et de sculpture* (qui devait plus tard, comme institution d'enseignement, se transformer en ce qui est aujourd'hui l'*École nationale des beaux-arts*), à côté des ateliers et salles de dessins, deux cours d'enseignement scientifique furent établis : ce furent celui de perspective et celui d'anatomie.

Ce n'est pas une très longue liste que celle des professeurs, presque toujours des médecins ou des chirurgiens, qui occupèrent successivement cette chaire.

Le premier (de 1648 à 1672) fut Quatroux (que quelques-uns écrivent aussi Quadroulx). Quelles furent les premières ressources de cet enseignement à ses débuts? c'est ce qu'il est intéressant de noter pour montrer aux élèves d'aujourd'hui combien leur sont libéralement ouverts tous les moyens d'études, et largement distribués tous les matériaux de travail. Dans nombre de villes des départements viennent de s'ouvrir à l'heure actuelle des écoles d'arts; des cours d'anatomie y ont été institués. On s'y plaint que les ressources d'enseignement n'y soient encore trop souvent représentées que par un insuffisant matériel de plâtres, de squelettes, de pièces artificielles; mais ces installations sont encore bien au-dessus de ce que réalisait à son origine le cours d'anatomie de l'Académie royale de Paris, en 1648. Voici, en effet, comment nous est retracée cette maigre installation par Anatole de Montaiglon[2]. « M. Quadroulx, chirurgien habile et renommé, fut celui qui se chargea d'y donner des leçons et d'y faire des démonstrations d'anatomie; l'ostéologie en était la base, et il en fit d'abord un cours, et pour en donner des idées et plus nettes et plus durables, il en expliqua les diverses parties sur le squelette d'un homme que pour cet effet il avait fait transporter en l'Académie; par la suite elle s'en accommoda avec lui pour s'en servir toujours au même usage. — M. Le Brun fit présent à l'Académie de plusieurs membres détachés moulés en plâtre sur le cadavre d'un homme écorché; avec ce secours et celui des figures gravées qui se voient dans Vésale, le démonstrateur trouva le moyen de donner..... etc. »

Après Quatroux, vient Friquet Vauroze (1672). Celui-ci était peintre (*Voy. Mémoires inédits sur la vie et les œuvres des membres de l'Académie royale de peinture*, 1854; t. I, p. 102); puis Tripier (1716), Disdier (1738, voir ci-après

1. Pierre Camper, né à Leyde en 1722, mort à La Haye en 1789, célèbre professeur d'anatomie, cultiva en même temps la peinture et le dessin, et il a exécuté lui-même toutes les figures qui illustrent ses œuvres. Parmi ses publications, il faut spécialement mentionner le traité publié en hollandais, à Utrecht en 1791, et traduit la même année en français sous le titre : « *Dissertation sur les différences réelles que présentent les traits du visage chez les hommes de différents pays, sur le beau qui caractérise les statues antiques et les pièces gravées; suivie de la proposition d'une nouvelle méthode pour dessiner toutes sortes de têtes humaines avec la plus grande sûreté*, traduit par Denis Bernard de Quatremere d'Isjonval. Utrecht, 1791. » Dans ce traité Camper montre aux artistes que la face d'un nègre ne diffère pas de celle d'un blanc simplement par la couleur, mais encore et surtout par la conformation générale de l'ossature; c'est en effet à ce propos que, au milieu d'autres considérations anatomiques et artistiques de l'ordre le plus élevé, il développe la donnée devenue si célèbre de l'angle facial. Il tire deux lignes : « l'une allant, à peu près horizontalement, du trou de l'oreille à la mâchoire supérieure (à l'épine nasale du bord inférieur de l'ouverture des fosses nasales), l'autre plus ou moins près de la verticale, allant de la saillie du front à la saillie des dents incisives supérieures. » C'est l'angle formé par la rencontre de ces deux lignes que l'on désigne sous le nom d'*angle facial de Camper*. Pour Camper cet angle facial est un moyen de caractériser les différentes races humaines d'une part et la beauté plastique d'autre part. « L'angle que fait la ligne faciale ou caractéristique du visage varie, dit-il, de 70 à 80 degrés dans l'espèce humaine. (Européen 80 degrés, nègre 70). Tout ce qui s'élève au-dessus, se ressent de règles de l'art, de l'imitation de l'antique; tout ce qui s'abaisse au-dessous, tombe dans la ressemblance des singes (orang-outang, 58 degrés). Si je fais tomber la ligne faciale en avant, j'ai une tête antique; si je la fais pencher en arrière, j'ai une tête de nègre. Si je la fais encore plus incliner, il en résulte une tête de singe; en l'inclinant davantage encore, j'ai celle du chien, puis celle de la bécasse. » Dans notre *Précis d'Anatomie à l'usage des artistes*, nous avons, en décrivant l'angle facial, reproduit purement et simplement les figures mêmes du traité de Camper.

2. *Nouvelles figures de proportions et d'anatomie du corps humain*, ouvrage non seulement utile aux médecins et chirurgiens, mais encore aux peintres, sculpteurs, graveurs, brodeurs, et en général à toutes les personnes savantes et curieuses de connaître exactement la structure du corps de l'homme, dessignées d'après nature et gravées par Chrysostome Martinez, Espagnol, peintre anatomiste. Paris, chez l'auteur (probablement vers l'année 1689).

— Nouvelle exposition de deux grandes planches gravées et dessignées d'après nature représentant des figures très singulières de proportion et d'anatomie, Paris 1780.

3. Charles Blanc, *Gazette des Beaux-Arts*, août 1860, page 199 : « Les anatomistes et notamment Chrysostome Martinez (dans le texte de ses belles planches anatomiques) nous apprennent que de tous les os de l'homme ceux de la main sont les seuls qui croissent toujours dans la même proportion, de sorte que, depuis l'enfance jusqu'à la virilité, la main garde constamment le même rapport de longueur avec l'ensemble du corps. Cette observation a été pour moi un trait de lumière. Si les os de la main conservaient avec le corps une relation invariable, il était à présumer que les prêtres de l'antique Égypte, qui connaissaient si profondément les lois de la nature, avaient choisi leur unité de mesure dans la main... »

1. Ant. Maria Esquivel, *Tratado de anatomia pictorica*, Madrid, 1848.

2. *Anatole de Montaiglon*. Mémoires pour servir à l'histoire de l'Académie royale de peinture et de sculpture, 1853. (Voy. t. I, p. 56.)

page 24), Sarrau (1746), puis Süe l'ancien (1772) et Süe le jeune (1819). Le premier des Süe a laissé de nombreux dessins anatomiques et un *Traité d'anatomie* à l'usage des artistes (voir ci-après page 24); de Süe fils nous avons un essai sur la *Physionomie des corps vivants depuis l'homme jusqu'à la plante.*

Nous trouvons ensuite, dans cette chaire, et en arrivant à l'époque actuelle, Émery (1830), puis Robert (1856)[1], et enfin Huguier. Ces deux derniers furent surtout des chirurgiens d'une haute valeur. Si Huguier n'a rien publié relativement à l'anatomie plastique, nous devons cependant lui payer un juste tribut de reconnaissance pour le soin avec lequel il se livra à son enseignement, et en organisa le matériel; c'est à son initiative persévérante que nous devons l'installation d'un musée anatomique à l'École des beaux-arts, musée dans lequel il s'attacha à faire figurer principalement des squelettes de tous les animaux que l'artiste a intérêt à connaître, donnant ainsi à celui qui étudie le moyen de se rendre compte des caractères essentiels et distinctifs de la charpente osseuse des vertébrés. Aussi a-t-on justement donné à ces galeries le nom de *Musée Huguier*[2]. C'est encore à lui que nous devons la fondation d'une médaille annuelle d'anatomie, dite *prix Huguier,* fondation qui a largement contribué à stimuler le zele studieux de nos élèves.

De ces courtes considérations historiques sur l'étude et l'enseignement de l'anatomie artistique depuis la renaissance jusqu'à nos jours, nous devons faire ressortir surtout le contraste entre les conditions dans lesquelles se sont trouvés à cet égard les contemporains de Léonard de Vinci et de Michel Ange, et celles où sont placés les artistes et élèves d'aujourd'hui : les premiers étaient forcés de trouver par eux-mêmes les notions scientifiques qui leur étaient nécessaires, et ce que nous avons dit des premières tentatives de dissection montre assez à combien de difficultés matérielles devaient se heurter ces initiateurs. Aujourd'hui, au contraire, livres, musées, pièces anatomiques, enseignements méthodiques créés de tous côtés, aussi bien dans les ateliers particuliers que dans les écoles de l'État, et cela à Paris comme dans les villes des départements, tout est à la disposition de celui qui veut apprendre. Nous aurons à examiner avec quelques détails un certain nombre de ces ressources, et d'après quelle méthode elles nous semblent devoir être mises en usage. Disons seulement encore, pour clore le présent ordre de considérations, que l'état actuel des choses, au milieu de tous ses avantages, n'a peut-être qu'un seul inconvénient, c'est de rendre trop facile l'étude de l'anatomie. Dans le courant d'une année un élève laborieux peut aisément acquérir toutes les notions théoriques d'anatomie qui lui sont nécessaires; mais ce qui s'apprend vite et facilement, s'oublie de même. Quand donc l'artiste passera de la théorie à l'application, il s'apercevra bien vite de la nécessité de revoir et de rapprendre; c'est alors surtout que ses études, excitées et fécondées par les besoins du moment, porteront tous leurs fruits.

Du reste, malgré les facilités qu'ont aujourd'hui les artistes d'apprendre l'anatomie avec les livres, les écorchés en plâtre, et les cours publics, ce n'est pas à dire que souvent ils n'éprouvent le besoin d'étudier par eux-mêmes le cadavre, et de reprendre pour leur propre compte les recherches de dissection. Un exemple nous en est fourni, notamment par Géricault, sur les études duquel nous devons donner quelques détails, puisque nous reproduisons un grand nombre de ses dessins anatomiques inédits conservés à la bibliothèque de l'École des beaux-arts.

1. Voy. Ar. Verneuil, Éloge de C. A. Robert. Paris 1864.

2. Voy. M. F. Guyon, Éloge de Ch.-P. Huguier, prononcé à la séance annuelle de la Société de chirurgie, le 13 janvier 1875.

Charles Blanc, dans son *Histoire des peintres* (École française, tome III), parle à plusieurs reprises de l'ardeur avec laquelle Géricault se livra à l'étude de l'écorché du cheval et de l'homme. L'École des beaux-arts possède, en effet, de nombreux et beaux dessins de ce peintre sur l'anatomie du cheval; mais c'est surtout dans la biographie écrite par Charles Clément[1] que nous trouvons à cet égard les détails les plus explicites : on croirait, à plusieurs siècles d'intervalle, relire la biographie de Léonard de Vinci, car on y retrouve la même ardeur pour les recherches originales, les mêmes projets de composition d'un traité d'anatomie artistique.

D'une part, dans les notes manuscrites qu'il a laissées, Géricault, alors élève de Guérin, formule ainsi le programme qu'il se traçait pour l'emploi de ses journées : « dessiner et peindre les grands maîtres antiques; lire et composer; anatomie..., antiquités » (p. 29). « Géricault, dit Ch. Clément (*op. cit.*, p. 118), avait étudié le corps de l'homme et celui du cheval avec un soin et même une minutie que ne dépasserait pas un anatomiste de profession. M. de Varenne possède une trentaine de feuilles d'anatomie de l'homme et du cheval que Géricault avait probablement préparées en vue de les publier, car chaque pièce myologique est accompagnée de la pièce ostéologique correspondante, et les feuilles sont chargées de notes manuscrites donnant les noms des os et des muscles. On comprend, en voyant ces admirables ouvrages, si larges, si simples, si vrais, d'une exécution si ferme et si magistrale, la force constante, l'imperturbable savoir, que l'on retrouve dans les moindres croquis de Géricault. La structure intérieure du corps de l'homme et de l'animal lui était si familière, qu'il se jouait des difficultés de la forme et du mouvement. On ose à peine le dire, mais Michel Ange lui-même n'aurait peut-être pas mis dans de pareilles études plus de souplesse unie à une si rigoureuse précision[2]. »

Le fameux tableau du *Radeau de la Méduse*, du Louvre, est peut-être de toutes les œuvres de Géricault celle où il a le plus fait montre de sa science anatomique. Mais aussi quelles études préparatoires pour cette œuvre! Ch. Clément nous les retrace sans reculer devant les détails. « Il avait loué un atelier de très vastes dimensions à deux pas de l'hôpital Beaujon. Il s'était arrangé avec les internes et les infirmiers qui lui fournissaient des cadavres et des membres coupés. C'est à cette époque qu'il fit cette tête de voleur mort à Bicêtre et qu'on lui avait apportée (il garda son modèle quinze jours sur le toit; il se servit de cette étude, en la retournant, pour la tête du personnage couché à gauche du radeau), ainsi que la magnifique étude représentant deux jambes vues par les pieds avec un bras jusqu'à la clavicule, que possède M. Claye, et qui est sans doute un des plus beaux morceaux de peinture qu'il ait exécutés. Pendant quelques mois son atelier fut une manière de morgue; il y garda, assure-t-on, des cadavres jusqu'à ce qu'ils fussent à moitié décomposés; il s'obstinait à travailler dans ce charnier, dont ses amis les plus dévoués et les plus intrépides modèles ne bravaient qu'à grand peine et pour un moment l'infection » (*op. cit.*, p. 131).

Nous terminerons en donnant un rapide aperçu des principaux traités d'anatomie, à l'usage des artistes, publiés en France, jusqu'à la première moitié du siècle actuel.

1. Charles Clément, *Géricault*, étude biographique et critique, avec le catalogue raisonné de l'œuvre du maître. 3me édition, Paris 1879.

2. Les études anatomiques de Géricault ont été données à la bibliothèque de l'École des beaux-arts par M. de Varenne, en 1883. — Ce sont elles que nous reproduisons dans nos planches V, VI, etc.

Tortebat (François). *Abrégé d'anatomie accommodé aux arts de peinture et de sculpture*. Paris, 1667. Nous avons déjà parlé de cet ouvrage (ci-dessus page 18), à propos d'André Vésale, dont il reproduit les planches. Cet ouvrage a eu de nombreuses éditions : celle de 1760 (à Paris, chez Crépy) nous a paru une des meilleures comme gravures [1].

Bouchardon (Edme). *L'Anatomie nécessaire pour l'usage du dessin*. Paris, 1741. — Nouvelle édition, Paris 1802 [2].

Adam (Lambert-Sigisbert). *Planches anatomiques*, dessinées et gravées par Adam l'aîné, sculpteur du Roy, corrigées, augmentées, réduites dans leur dernière exactitude, etc., par les soins de F.-M. Disdier, maître et professeur en chirurgie. Ouvrage très utile pour les peintres et sculpteurs. Paris, 1773 [3].

M. Fr. d'André Bardon. *Traité d'anatomie à l'usage des jeunes peintres*. Paris, 1770 [4].

Monnet (Charles). *Études d'anatomie à l'usage des artistes*. Paris, 1775. Figures gravées par Gilles Demarteau.

Bottmann. *Cours d'anatomie à l'usage des artistes*. Paris, 1778 (nouv. édit. 1796).

Giraud Audran. *Les proportions du corps humain mesurées sur les plus belles figures de l'antiquité*. Paris, 1785 (quoique cet ouvrage ne traite que des proportions, ses belles et grandes planches donnent de bonnes indications anatomiques du modèle.

Süe (Jean-Joseph). *Éléments d'anatomie à l'usage des peintres, des sculpteurs et des amateurs*. Paris, 1788 (avec 14 planches gravées par Aubert, d'après les dessins de Tharsis).

Süe (Jean-Baptiste). *Essai sur la physionomie des corps vivants considérée depuis l'homme jusqu'à la plante*; ouvrage où l'on traite principalement de la nécessité de cette étude dans les arts d'imitation, des véritables règles de la beauté, des proportions, de l'expression des passions, etc. Paris, 1797 [5].

1. Dans la préface de cette édition est renouvelée la vieille erreur relative à Titien et André Vésale : « Pour ce qui est des figures, elles sont d'après celles que le Titien avait dessinées pour le livre de Vésale ; vous les trouverez assurément fort justes, et je m'en suis servi, parce que j'ai cru impossible de mieux faire pour le sujet » (p. 4).

2. Edme Bouchardon, statuaire et architecte, né en 1698 à Chaumont, étudia à Paris comme élève de Coustou le jeune, puis à Rome ; il mourut à Paris en 1762. Les figures de son ouvrage ont été gravées par J. G. Huquier (1695-1772).

3. Lambert Sigisbert Adam, sculpteur, né à Nancy en 1700, étudia à Paris, puis, pendant dix ans à Rome. Reçu à l'Académie des beaux-arts en 1737, mort en 1759. — Disdier, qui a donné ses soins à la publication de l'œuvre d'Adam, était un chirurgien originaire de Grenoble (1708) qui fit à Paris, avec un grand succès, des leçons d'anatomie, et fut chargé du cours d'anatomie à l'Académie de peinture (Voy. page 22). Il a publié une « *Expositionn analomique ou tableaux anatomiques des différentes parties du corps humain*, exécutées par Étienne Charpentier, Paris 1758. » Cet ouvrage destiné aux peintres et aux statuaires, est composé de 30 planches, copiées en grande partie de celles d'Eustache, célèbre chirurgien et anatomiste italien du XVIe siècle.

4. D'André Bardon (ou Dandré Bardon) peintre et aquafortiste, fut l'élève de C. A. Vanloo, dont il s'est fait le biographe. Né à Aix en Provence, en 1700, il fut directeur de l'Académie à Marseille, et mourut à Paris en 1783. Il a laissé divers écrits sur les Beaux-Arts.

5. Choulant et d'autres auteurs confondent en un seul et même ces deux Süe. Or les Süe ont formé une nombreuse famille de chirurgiens anatomistes, dont A. Chéreau (*Dict. encyclop. des sciences médicales*) a rigoureusement établi la généalogie. Le premier en date est Jean Süe (1699-1762), qui avait pour frère cadet Jean-Joseph Süe (1710-1792), dit *Süe l'ancien*, qui fut professeur d'anatomie à l'École des beaux-arts, et auteur du *Traité d'anatomie à l'usage des artistes* ; il fut un véritable artiste, s'adonnant avec passion aux reproductions anatomiques en cire, qu'il porta à un degré de perfection remarquable pour l'époque. Son fils Jean-Baptiste Süe (1760-1830) dit *Süe le jeune*, fut également professeur à l'École des beaux-arts (ci-dessus p. 23), à laquelle il fit don, en 1829, de la collection anatomique commencée par son père. Outre son *Essai sur la physionomie*, il a composé un mémoire *Sur le supplice de la guillotine*. Il a eu pour fils Eugène Süe, le romancier bien connu (1804-1857). Mais le plus célèbre des Süe, au point de vue purement médico-chirurgical, est Pierre Süe (fils de Jean Süe, cité ci-dessus au début de cette note) qui, né en 1739 et mort en 1816, désigné aussi parfois sous le nom de *Süe le jeune*, connu comme littérateur, bibliographe, médecin et chirurgien, fut l'organisateur de la bibliothèque de la Faculté de médecine de Paris.

Gaucher (Charles-Étienne). *Traité d'anatomie à l'usage des artistes* (Paris, sans date) [1].

Gamelin. *Nouveau recueil d'ostéologie et de myologie, à l'usage des peintres et des sculpteurs*, dessiné d'après nature pour l'utilité des sciences et des arts. Toulouse, 1799, avec planches gravées sur cuivre [2].

Bosio. *Traité élémentaire des règles du dessin*. Paris, an IX (1801) ; avec 17 planches représentant des os et des muscles avec l'indication des proportions [3].

Salvage (Jean-Galbert). *Anatomie du gladiateur combattant, applicable aux Beaux-Arts, ou traité des os, des muscles, du mécanisme des mouvements, des proportions et des caractères du corps humain*. Paris, 1812, grand in-folio (22 planches) [4].

Chaussier (François). *Recueil anatomique à l'usage des jeunes gens qui se destinent à l'étude de la chirurgie, de la médecine, de la peinture et de la sculpture*. Paris, 1820. — Deuxième édition, sous le titre : *Planches anatomiques à l'usage des jeunes gens, qui*, etc., dessinées par Dutertre. Paris 1823 [5].

Gerdy (P.-N.). *Anatomie des formes extérieures du corps humain*, appliquée à la peinture, à la sculpture et à la chirurgie. Paris, 1829 (une traduction allemande a paru à Weimar en 1831) [6].

Sarlandière (J.-B.). *Anatomie méthodique ou Organographie humaine en tableaux synoptiques, avec figures*, à l'usage des universités, des académies de peinture, etc. Paris, 1830. — Cet ouvrage, divisé en deux parties, renferme 16 tableaux et 15 grandes planches, comprenant toute l'anatomie [7].

Sarlandière (J.-B.). *Physiologie de l'action musculaire appliquée aux arts d'imitation*. Paris, 1830.

Halma-Grand. *Quelques considérations sur les connaissances anatomiques applicables aux Beaux-Arts*. Paris. 1830.

Fau (J.) *Anatomie des formes extérieures du corps humain*, à l'usage des peintres et des sculpteurs. Avec atlas, par Léveillé. Paris, 1845. — Cet ouvrage a été traduit en anglais par R. Knox, sous le titre : *The anatomy of the externals forms of man, intented for the use of artists, painters and sculptors*. Lond., 1848, avec atlas de 26 planches [8].

1. Gaucher, graveur et érudit, né à Paris en 1740, mort en 1804, a écrit également un *Essai sur la gravure*.

2. Gamelin était peintre, à Carcassonne.

3. Bosio fut élève de David.

4. Salvage, docteur en médecine de la faculté de Montpellier, prit part, en qualité de chirurgien, aux premières campagnes de la première République. A Paris, en 1796, chirurgien à l'hôpital militaire, il forma le projet d'utiliser ses connaissances en anatomie pour les beaux-arts, dont il était depuis longtemps épris. Dans ce but il apprit à modeler et ne recula devant aucune fatigue et aucun obstacle. Malgré les difficultés qu'il y avait d'obtenir des sujets convenables, morts soit par accident, soit en duel, et non épuisés par la maladie, il réussit, après plus de dix ans de travail, à terminer son fameux *Traité d'anatomie*. L'École nationale des beaux-arts possède de lui plusieurs pièces moulées ou modelées, et notamment un magnifique écorché du Gladiateur, de la grandeur de l'antique.

5. Fr. Chaussier, né à Dijon (1746), mort à Paris (1828), savant de premier ordre, professeur de physiologie et d'anatomie, est surtout connu par sa tentative de réforme de la nomenclature des muscles, nomenclature qui consiste à former le nom du muscle avec les noms juxtaposés des parties osseuses où se font ses insertions (par ex. : sterno-clavi-mastoïdien.) Cette nomenclature a été en partie conservée ; elle est exposée dans : *Exposition sommaire des muscles du corps humain suivant la nomenclature adoptée au cours public d'anatomie de Dijon*, par Chaussier, professeur d'anatomie des États de Bourgogne, Dijon, 1789.

6. Gerdy (Pierre-Nicolas), né à Loches en 1797, mort à Paris en 1856, connu par d'innombrables travaux de physiologie, d'anatomie, de chirurgie, et par les luttes qu'il eut à soutenir contre les injustices qu'il rencontra. Son *Traité d'anatomie des formes* est resté incomplet, car il devait avoir un second volume plus spécialement consacré à des considérations d'anatomie plastique. « Il est resté inachevé, dit Chereau (*Dict. encyclop.*), sous le coup du dépit causé par la nomination, il est vrai injustifiable, d'un de ses concurrents à la chaire d'anatomie de l'École des beaux-arts. »

7. Sarlandière (Jean-Baptiste) né à Aix-la-Chapelle en 1787, médecin du Val-de-Grâce, mort en 1838.

8. Nous ne citons pas ici les ouvrages dont l'indication a eu lieu précédemment, tels que les livres étrangers imprimés à Paris (Voir par exemple Martinez, ci-dessus p. 22, notes 2 et 3) ou les traductions (Voir par exemple Amstel et Lavater, ci-dessus, p. 21, note 2.)

VI

Examen des critiques et objections à l'étude de l'anatomie plastique. — Exagérations inverses de Gerdy et de Peisse. — Caractères individuels et caractères généraux des formes. — Le canon anatomique; direction dans laquelle doit se faire la recherche de l'*idéal*. — Ce que l'artiste demande à l'anatomie : proportions, formes, attitudes et mouvements.

Nous pouvons maintenant passer en revue quelques critiques et objections qui ont été faites à l'étude de l'anatomie au point de vue plastique. Disons-le de suite, ces critiques visent, non pas l'usage, mais plutôt l'abus de l'anatomie dans les œuvres d'art; elle vise aussi la forme trop sèche, trop chirurgicale, pour ainsi dire, que pourrait parfois prendre cet enseignement.

Il faut bien le dire, l'anatomie plastique a eu ses enthousiastes dangereux, ses apôtres trop exclusifs qui ont cru que la représentation de la forme humaine ne vaudrait que par la quantité et la minutie des détails anatomiques qu'elle ferait ressortir. On trouve, dans une dissertation où des exagérations de ce genre ont été formulées comme principes de doctrine, la comparaison suivante, destinée à bien faire ressortir la pensée de l'auteur[1] : « Il est fort difficile d'arriver à bien regarder : pour ma part, il me souvient qu'avant d'avoir étudié la botanique je ne voyais dans une prairie que de l'herbe verte, et les centaines de plantes qui mêlent leurs feuillages variés, leurs fleurs de toute couleur et leur parfum, n'existaient pas pour moi. » Or, il est certain que quelques notions scientifiques sur les plantes ne peuvent que donner plus de précision au pinceau de l'artiste qui s'attache à faire revivre les fleurs sur sa toile; mais si, avant d'avoir étudié la botanique, il n'avait aucun sentiment du caractère de ces feuilles, de l'éclat de ces fleurs, sans parler de leur parfum qui n'a rien à faire ici, il est non moins certain que la botanique ne lui donnera pas ce sentiment, et que les notions d'organographie végétale qu'il pourra acquérir ne feront pas de lui un artiste. Il en est de même pour l'anatomie ; elle donnera plus de vie et de caractère à la représentation de la forme humaine, mais ce n'est pas par l'exactitude anatomique que l'on pourra suppléer à l'absence du sentiment artistique.

Mais alors se présente une autre question. Cette précision, ce caractère de vérité que l'étude de l'anatomie donne à la représentation de la forme humaine, ne pourra-t-elle pas nuire à l'expression du sentiment de l'artiste? Nous allons préciser la question et y répondre d'une manière pour ainsi dire historique, en reproduisant ici et en jugeant les opinions émises à ce sujet par deux hommes d'une haute compétence, et qui sont cependant arrivés chacun à une conclusion inverse : P. Gerdy et Louis Peisse. Tous deux, pour exprimer leur pensée, ont eu recours à une même comparaison ; c'est un procédé commode de démonstration, mais qui n'est pas sans inconvénient, lorsqu'on oublie qu'en définitive la comparaison est toujours à côté de la question, et parce qu'on se trouve amené à confondre la comparaison avec le fond même du sujet.

« L'artiste privé des connaissances de l'anatomie, dit Gerdy dans l'Introduction (page XI) de son traité d'anatomie[2], est à celui qu'elle éclaire ce que seraient l'un à l'autre deux peintres, dont l'un, prenant son point de vue d'une montagne élevée, voudrait dessiner une vaste campagne sans l'avoir parcourue en détail, et dont l'autre, prenant sa vue du même point, la dessinerait aussi, mais après avoir pratiqué les chemins qui la divisent et la sillonnent, suivi, dans tous leurs détours et leurs replis, les ruisseaux et rivières qui l'arrosent, battu les bois qui la couvrent et visité enfin ses ruines et ses hameaux. Le premier, toujours incertain, serait à chaque instant arrêté par une foule de difficultés de détail qu'il ne pourrait jamais vaincre, souvent même en s'aidant du secours des lunettes qui, en abrégeant les distances, grossissent les objets; tantôt il croirait voir un chemin là où il n'existerait pas; d'autres fois il ne le verrait pas lorsqu'il serait sous ses yeux; ici, il réunirait deux rivières seulement rapprochées ; là, trompé par un circuit rétrograde, il ferait couler dans des lits différents leurs eaux confondues; ailleurs, il enchaînerait l'un à l'autre deux bois voisins que séparerait un village, parce que le hameau flanqué d'arbres se perdrait dans ces bois au milieu de l'obscurité de leur ombrage, et échapperait entièrement à des yeux qui ne le connaîtraient pas; ailleurs, des ruines aux formes indécises, élevant leurs murailles dépouillées ou parfois couvertes d'une draperie flottante de verdure, tromperaient encore l'attention de l'artiste. Enfin, pour n'en pas dire davantage, des accidents de terrain et de lumière, des carrières, des amas de pierres grisâtres, fruits de l'industrie des hommes ou de l'activité toujours changeante du temps, pourraient être la source d'une infinité d'illusions, et montrer un village où il n'y en aurait tout au plus que les illusions... Tandis que le premier des deux peintres que nous avons supposés, abusé par tant d'illusions, arrêté par tant d'obstacles, hésiterait, oscillerait, incertain, le second, plus éclairé, marcherait avec assurance au milieu de difficultés qui n'existeraient pas pour lui, ou du moins, au premier embarras, sa mémoire savante, venant au secours de l'impuissance de ses yeux, analyserait les formes les plus indécises, les recomposerait, etc., etc... »

Nous avons abrégé ce passage, où, qu'il nous soit permis de le dire, l'auteur s'est un peu laissé aller à développer avec complaisance la comparaison qui lui sert d'argument; en possession d'une comparaison à son goût, il a voulu en tirer tout ce qu'elle pouvait donner, et, de fait, il lui a fait rendre plus qu'il n'était nécessaire pour les besoins de la cause. Aussi la critique pouvait-elle aisément attaquer à son tour le plaidoyer de Gerdy qui, pour vouloir trop amplement prouver, arrivait lui-même à compromettre sa thèse. C'est ce que n'a pas manqué de faire un critique fin, spirituel, souvent un peu paradoxal, Louis Peisse.

« M. Gerdy, dit Louis Peisse, croit donc que le second de ces peintres, qui suppléerait par sa mémoire et sa connaissance des localités à l'insuffisance de ses yeux, ferait un meilleur tableau de paysage que le premier. Eh bien ! c'est tout le contraire, car le premier produirait un tableau d'autant plus exact et plus parfait comme représentation de la nature, qu'il se bornerait à peindre tout juste ce que ses yeux lui montrent, et comme ils le lui montrent sans rien y ajouter ni retrancher, laissant du vague et de l'indécis là où il en rencontre, rapprochant sur sa toile les objets que la perspective linéaire et aérienne rapproche de son œil, éloignant ce qu'elle éloigne et confondant ce qu'elle confond, tandis que le second s'écarterait d'autant plus de la vérité, introduirait dans son œuvre des fautes et des contresens d'autant plus grossiers qu'il ferait plus de corrections à l'image émanée des objets[1]. »

1. *De l'anatomie appliquée aux arts.* Cours professé à l'Athénée des beaux-arts, par M. Giraldès. Compte rendu par Mlle Lina Jaunez, peintre et professeur de perspective (*Journal des artistes*, 1838, t. I, p. 336 et 362).

2. P.-N. Gerdy. — *Anatomie des formes extérieures du corps humain.* Paris, 1829.

1. Louis Peisse. *La Médecine et les médecins*, 2 volumes. Paris, 1857. — Ces deux volumes se composent d'une série d'articles de critique sur les sujets les plus variés, auxquels sont joints des fragments biographiques. Quelques-uns de ces articles peuvent vivement intéresser les artistes. Nous

On le voit, Louis Peisse, et non sans raison pour le cas particulier, est partisan de ce qu'on appellerait aujourd'hui l'impressionnisme. En réalité, les deux avocats ainsi mis en présence ont tort l'un et l'autre, non seulement par trop d'exagération chacun de leur côté, mais encore et surtout parce qu'ils prennent la comparaison en question pour le fond même de la chose à discuter. Dans le cas choisi, il s'agit d'un aspect de paysage à rendre avec son caractère local, momentané, individuel. Certainement, Peisse n'est pas loin d'avoir raison quand il veut que l'artiste ne s'inspire alors que de ce qu'il voit, et non de ce qu'il peut savoir antérieurement. Mais dans la reproduction de la forme humaine, semblables circonstances, semblables règles de conduite se présentent chaque jour. Quand l'artiste fait un portrait, serait-il légitime qu'il corrige ce que donne son modèle, et le rectifie en raison des connaissances qu'il possède sur la charpente osseuse de la tête et l'écorché de la face; si le modèle a le nez légèrement dévié, l'artiste devra-t-il laisser ici son modèle pour ne s'inspirer que des notions anatomiques lui ayant appris la symétrie normale des cartilages latéraux et médiaux de la saillie nasale? Si le modèle est anémique, exsangue, de cette pâleur qui est quelque chose de sa personnalité et de son existence, car elle peut être le signe de sa vie sédentaire, de ses occupations plus cérébrales que physiques, l'artiste sera-t-il bien venu à penser qu'il faut faire circuler le sang avec plus d'activité dans ces chairs, colorer ces pommettes, effacer ce pli, corriger cette ride qui est peut-être la marque du mode de passion le plus habituel de son sujet? Pourra-t-il rectifier, d'après les canons classiques, les proportions de ce front trop haut ou trop bas à son gré, de cette mâchoire trop saillante ou trop effacée? Non sans doute. Mais s'il fait le portrait d'un orateur, et s'il a recherché les occasions d'étudier celui-ci, lorsque, à la tribune, dans le feu du discours, son geste et son visage réalisaient une expression caractéristique de force ou d'inspiration, il lui sera ordonné, sous peine de descendre au niveau d'une interprétation photographique, il lui sera ordonné d'utiliser ces connaissances antérieures sur l'expression de vie et d'activité de son modèle, d'accentuer ce pli où sommeille pour le moment telle manifestation du caractère essentiel de ses aptitudes passionnelles, d'atténuer cette ride qui ne traduit que le repos et l'assoupissement de l'intelligence durant les longueurs de la séance de pose. Or ce que les études antérieures de l'artiste sur son modèle du moment lui ont appris de la vie, de l'expression, de la réalité à son sujet, les études d'anatomie, lorsqu'il ne s'agit plus du visage, mais du corps dans son ensemble, les études anatomiques le lui apprennent pour le modelé général de la forme humaine.

« L'anatomie, et ici les conclusions de Gerdy sont absolument exactes, l'anatomie, venant au secours des yeux, donne de la transparence à la peau et montre à l'intelligence de l'artiste les formes de la surface du corps par le souvenir des parties cachées sous le voile qui les couvre... Éclairé par elle, l'artiste voit beaucoup mieux, beaucoup plus vite, et rend avec plus de fidélité des formes distinctes à ses yeux, parce qu'elles sont claires à son esprit. »

Nous venons de parler des cas où l'artiste fait un portrait, où il doit être *impressionniste*, mais en traduisant ses impressions actuelles aussi bien que ses impressions antérieures. Mais quand il s'agit d'une composition d'ensemble, où se trouvent réunies plusieurs représentations de la forme humaine, nue et dans diverses attitudes et mouvements, figures humaines représentant non plus tel personnage connu, mais bien l'homme en général, celui-ci exprimant spécialement la force et la virilité, celui-là la grâce et la jeunesse, tel autre l'activité intellectuelle, la puissance créatrice, ou bien la faiblesse et l'inertie, est-ce dans la copie servile de modèles aussi heureusement choisis que possible que l'artiste trouvera tous les éléments de ces expressions? Mais ces modèles ne sont que des individus donnés, et la représentation cherche ici à se dégager de tout caractère d'individualité, pour arriver à la forme générale, au type, à ce que nous pouvons appeler le *canon anatomique* des formes.

Entrons dans le détail, même trivial, car ici il faut faire toucher du doigt les défauts et les plaies. Combien de fois ne m'est-il pas arrivé, invité par un élève ou un ami, d'aller dans son atelier voir une œuvre presque achevée, et de m'arrêter avec un étonnement douloureux devant tel détail anatomique blessant pour mes yeux. Voici par exemple un thorax humain dont le creux épigastrique est soulevé par une saillie irrégulière et non symétrique. J'en fais l'observation. « Mais me dit-on, le modèle donne cela ». Justement le modèle choisi est présent, il reprend la pose, et en effet « il donne cela ». Sans doute, et l'anatomie nous apprend que l'appendice xiphoïde, terminant la partie inférieure du sternum, est d'ordinaire un peu rejeté en arrière et se dissimule au fond du creux épigastrique (ou creux de l'estomac), que quelquefois il se révèle dans ce creux par un léger modelé saillant sur la ligne médiane, que, dans des cas plus rares encore, étant dévié en avant et vers l'un des côtés, il produit une saillie irrégulière et non symétrique. Il se trouve que le présent modèle réalise cette disposition anormale. Mais il présente aussi une légère déviation du nez, ou une asymétrie des traits du visage, dont tous les plis sont plus tirés à droite qu'à gauche, la commissure droite des lèvres étant plus élevée que celle du côté opposé. Vous n'avez pas, en reproduisant sa tête, rendu servilement ces dernières irrégularités individuelles des saillies et des lignes du visage; vous ne l'avez pas fait parce que vos observations de tous les jours vous ont appris à distinguer ce qui, à cet égard, est particulier, ce qui constitue une variation ou anomalie personnelle, d'avec ce qui est la forme générale, normale, régulière de la physionomie: parce que vous ne faisiez pas le portrait du visage de cet homme, mais que vous vous serviez de sa tête comme modèle indifférent, reçu à correction et vérification selon ce que vous savez, selon ce que tout le monde sait de la face et de la tête humaine. Pourquoi ne pas avoir agi avec la même circonspection dans le modelé du thorax[1]? Nous n'avons plus aujourd'hui la palestre et les jeux publics du gymnase, pour nous rendre avec les formes normales du torse et des membres aussi familiers que nous le sommes avec les saillies et les lignes du visage; mais nous avons l'anatomie, et en invoquant les souvenirs d'études, en ne nous contentant pas de constater ce que *donne le modèle,* mais en cherchant la source anatomique de ce qu'il donne, en le comparant au *canon des formes* qui doit résumer nos connaissances anatomiques,

citerons notamment: celui qui est intitulé *l'Art à l'Académie de médecine*, lequel, avec divers aperçus sur les arts, renferme l'énumération, la description et l'histoire de tous les tableaux, portraits et bustes qui ornent les salles de l'Académie (t. II, p. 306); celui qui est intitulé *De l'usage des études anatomiques et physiologiques dans les arts du dessin* (t. II, p. 338). C'est à ce dernier que nous empruntons le présent passage, et c'est à lui que nous ferons par la suite de nombreux renvois; c'est également de ce volume qu'il a été question précédemment, relativement au Titien et à Jean Calcar, à propos du portrait de Vésale (ci-dessus, p. 17).

1. « Avant de se livrer à l'imitation de la nature, dit Ott. Müller dans son *Étude sur la vie et les œuvres de Phidias*, il est nécessaire de se rendre compte de la manière dont elle procède dans les diverses parties de chaque chose. L'infirmité ou la maladie doivent être écartées par la pensée afin que la vérité de la nature apparaisse dans sa sincérité et sa pureté, mais elles ne doivent être écartées qu'avec le secours d'une science profonde. » (Cité par U. Trélat. *Introduction à un cours d'anatomie appliquée aux Beaux-Arts.* Paris, 1863.)

nous voyons que cette saillie excentrique et asymétrique du creux épigastrique, est pour le torse un caractère individuel, anormal, exceptionnel, un caractère trivial et d'une vulgarité excentrique, tout autant que l'est, pour le visage, la déviation du nez ou l'absence de symétrie des traits de la face.

Voici une autre reproduction de modèle : il est figuré debout, les membres inférieurs en extension, la région antérieure des genoux bien en lumière, et dessinant tous ses modelés. Au lieu de ce beau méplat triangulaire de la région sus-rotulienne, méplat à formes géométriques si régulièrement délimitées, puisquelles sont circonstrites en dehors et en dedans par les parties correspondantes du triceps crural (vaste interne d'une part, vaste externe de l'autre) et en bas par la rotule, au lieu de ce beau méplat sus-rotulien, j'aperçois une proéminence molle et flasque qui encadre par en haut la rotule et semble vouloir surplomber sur elle. Vérification faite, le modèle « donne cela » dans cette même attitude où il a été reproduit. Qu'est-ce donc que ce modèle? Faisons lentement fléchir la jambe sur la cuisse, et aussitôt nous en trouverons l'explication. Nous verrons alors que peu à peu la peau, trop lâche et trop ample pour l'étendue des parties qu'elle avait à recouvrir dans l'attitude d'extension, s'applique pendant la flexion sur les modelés musculaires et tendineux du genou et finalement les laisse ressortir avec toute leur netteté ordinaire. La saillie flasque sus-indiquée n'était donc autre chose qu'un pli de la peau, qui, manquant de tonicité, réagissant mal contre la distension à laquelle elle est soumise lors des mouvements d'extension, faisait poche au niveau du genou, comme un pantalon d'étoffe trop lâche fait poche, dans cette même région du vêtement, après de longs jours d'usage. Sans doute le modèle « donnait cela » dans l'attitude d'extension, et un trop grand nombre de nos modèles de nos ateliers donnent le même effet. Mais est-ce une raison, quand on ne fait pas le portrait pour ainsi dire des genoux de ce modèle individuel, lorsqu'on ne recherche que des membres régulièrement conformés, des membres de sujet jeune et vigoureux, est-ce une raison pour copier servilement un modèle qui ne traduit autre chose que l'état de flaccidité et laxité déformante de la peau. Cherchez dans les œuvres antiques, et ne vous étonnez pas de n'y rien trouver de semblable, car vous savez ce qu'était cette peau mince, élastique et ferme, assouplie chez l'athlète par l'usage de l'huile et des bains froids quotidiens. Si vous n'avez plus pour modèle l'athlète grec qui réalisait individuellement le type de la beauté plastique, que du moins les connaissances anatomiques vous servent à distinguer ce qui est forme réelle, constante, vraie comme valeur générale, de ce qui n'est qu'accident, déformation, fatigue des tissus[1]. Mais, dira-t-on, en reproduisant ce pli, malgré la transformation qu'il fait subir au modelé classique du genou, l'artiste n'a péché que par trop de respect pour la vérité, car enfin cet état se présente souvent chez les modèles. Sans doute, mais ce n'était pas là la seule défectuosité du modèle en question; tenez, il a, je suppose, les paupières rouges et enflammées, l'ouverture palpébrale colorée par une vive et permanente injection sanguine; voyez encore, sa jambe gauche, ainsi que cela arrive chez les neuf dixièmes des individus, est sillonnée de cordons noueux, de veines variqueuses et gonflées. Pourquoi ne pas avoir reproduit fidèlement cette rougeur du bord des paupières? Sans doute parce que nous savons tous que ce n'est là qu'un accident individuel, alors même que, par un hasard quelconque, nous le retrouverions sur tous les modèles qu'il nous serait donné d'examiner à un certain moment. Pourquoi ne pas avoir, s'il faut tout sacrifier à la servile reproduction de ce qu'on a sous les yeux, sillonné également de nodosités variqueuses le modelé de cette jambe gauche du sujet figuré? Sans doute parce que la simple comparaison avec la jambe droite montrait que ces saillies veineuses ne sont à gauche qu'une infirmité locale. Eh bien! ce qu'on a si bien su faire pour les détails dont les notions les plus vulgaires nous dénoncent le caractère individuel et accidentel, il faut, par l'anatomie, apprendre à le faire pour toutes les régions du corps, et dans toutes les circonstances.

En un mot, l'anatomie nous apprend à dégager la forme générale des accidents individuels et à faire ainsi plus vrai et plus réel que la réalité vulgaire et objective placée sous nos yeux. Et si l'imitation de la nature, sans être le but essentiel de l'art, en est du moins la base et la condition nécessaire, cette imitation ne peut être à la fois précise et idéale qu'en s'appuyant sur la connaissance exacte de l'organisation normale.

Mais on pourrait peut-être penser que l'anatomie, ainsi appliquée par l'artiste, l'exposera à trop interpréter les formes que présente le modèle du moment, à négliger la réalité objective, en la sacrifiant à une conception générale et idéale des formes. Il est vrai que cette objection est tout naturellement réfutée par le reproche inverse, souvent adressé à l'étude de l'anatomie, de paralyser l'essor de l'artiste en contraignant à une exactitude typique sa manière de sentir et de rendre la nature. Nous devons cependant examiner ces deux objections.

Pour ce qui est de la première, le danger de s'éloigner trop de la nature objective ne saurait exister pour l'artiste qui se conforme à l'ensemble des connaissances constituant le canon anatomique des formes, puisque l'anatomie, bien comprise et bien étudiée, a précisément pour objet de fixer en même temps et la direction selon laquelle doit se faire cette recherche de l'idéal, et les limites exactes auxquelles il faut s'arrêter en marchant dans cette direction. Prenons un exemple simple et qui sorte un peu de l'ordre de ceux que nous avons employés précédemment. On sait ce que depuis Camper les anatomistes désignent sous le nom *d'angle facial*, c'est-à-dire l'angle qui mesure la saillie relative de la partie supérieure et de la partie inférieure de la face : chez les sujets de race nègre, cet angle est environ de 70 degrés[1]; il est de 75 dans la race jaune; il s'élève dans la race caucasique jusqu'à 80 degrés; si au contraire nous le considérons chez les singes, nous le voyons

1. Ce pli cutané sus-rotulien, recouvrant l'extrémité inférieure du tendon du muscle droit antérieur de la cuisse, ne doit pas être confondu avec la saillie que forment, à un niveau plus élevé, les extrémités inférieures du vaste interne et du vaste externe, saillies qui apparaissent avec une grande évidence, alors même que ces muscles sont au repos, dans la station droite ou couchée. C'est une distinction sur laquelle a insisté avec raison le Dr Paul Richer dans une intéressante étude sur ce point spécial des formes du genou. On lira avec fruit ce travail où l'auteur montre comment le fourreau aponévrotique, qui maintient et bride les muscles antérieurs de la cuisse, se termine en bas au dessus de l'extrémité tout inférieure des vastes interne et externe et comment, dans le relâchement du triceps, ces extrémités inférieures des muscles viennent pour ainsi dire faire hernie au-dessous des fibres arciformes terminales de l'aponévrose en question. (Paul Richer. *Anatomie morphologique du genou; saillies inférieures des muscles vaste interne et vaste externe*. Journal *Le Progrès médical*, 5 juin 1886, t. III, p. 471.)

1. « Combien de fois n'a-t-on pas vu des *Adorations des Mages*, par exemple, dont le Roi Noir ne présentait dans les traits du visage (angle facial), absolument aucun des caractères de la race éthiopienne à laquelle il était censé appartenir. L'ignorance du commun des peintres s'accorde du reste parfaitement, sur ce point comme sur tant d'autres, avec les idées du simple vulgaire le moins instruit. J'ai vu, dans une église du midi de la France, une tête prétendue de sainte Marie Égyptienne, qu'on avait dû croire de la race éthiopienne, maure tout au moins, et peut-être négresse pur sang. Cette tête, qui très probablement est beaucoup plus jeune que le ve siècle, m'a paru appartenir à la race caucasique. On a eu toutefois une singulière idée, dans l'intention de faire prendre le change sur ce point, tout en tâchant en même temps de donner plus d'authenticité à la relique. Pensant sans doute que les nègres avaient noirs tous les os de leur squelette, on a noirci cette tête avec une sorte de cirage anglais qui l'a rendue presque aussi brillante que les bottes vernies du fashionable le plus irréprochable de notre époque. » (H. Kuhnholtz. *Réflexions de Floriano Caldani sur l'anatomie appliquée à la peinture*. Montpellier 1845.)

inférieur à 45 degrés. Il est donc évident que cet angle tend à devenir de plus en plus grand à mesure qu'on examine des sujets plus élevés dans l'échelle des êtres, puis des races humaines, et cette grandeur de l'angle facial, mesurant le degré de saillie du front, nous paraît avec raison être le signe du développement de l'intelligence, puisqu'en effet son augmentation traduit extérieurement l'accroissement de volume du cerveau. Ces notions anatomiques nous montrent donc d'abord la direction selon laquelle doit se faire la recherche de l'idéal pour la tête humaine. Mais une observation exacte nous montre aussi quelles limites l'artiste ne peut que légèrement dépasser, si, faisant plus beau que nature, il veut cependant éviter de tomber dans la monstruosité. Comme le disait Camper dès 1786, tout ce qui dépasse un angle facial de 80 degrés rentre dans les conceptions idéales de l'art; aussi, les anciens ont-ils donné volontiers aux têtes de dieux et de héros un angle facial égal ou même supérieur à 90 degrés, augmentant ainsi considérablement la saillie et l'ampleur du front. C'est à l'anatomie à nous faire connaître la limite normale représentée par la valeur de 80 degrés; c'est à l'artiste à juger de combien, dans un cas donné, il peut lui être permis de dépasser cette limite[1].

Il en est de même pour les dimensions transversales des hanches et des épaules chez l'homme et chez la femme. L'observation la plus superficielle nous montre que l'homme est caractérisé par des épaules larges et un bassin étroit, la femme par un bassin large et des épaules relativement étroites. Mais quels sont les rapports exacts de ces deux dimensions dans les deux sexes, et, tout en exagérant le caractère donné à la femme par la saillie des hanches, quelles sont les limites vraies que l'artiste doit connaître afin que, sachant de combien il les dépasse, il se rende compte de la mesure selon laquelle il abandonne le vrai pour entrer dans l'idéal? Les mensurations nombreuses faites par les anatomistes nous donnent ici encore une réponse très nette: chez l'homme, le diamètre transverse de la région des hanches (diamètre bitrochantérien) est de beaucoup inférieur au diamètre *bi-huméral* (allant d'une tête humérale à l'autre), sur le squelette; si l'on tient compte de l'épaisseur du muscle deltoïde, très développé chez les sujets athlétiques qui résument le type du sexe fort, cette différence devient un peu plus considérable encore; chez la femme, au contraire, le diamètre bi-trochantérien arrive presque à égaler le diamètre bi-huméral, mais c'est tout, c'est-à-dire que si chez l'homme les hanches sont beaucoup moins larges que les épaules, chez la femme, ce n'est pas une proportion inverse qui se rencontre, mais tout simplement l'égalité entre ces deux dimensions des deux extrémités opposées du torse. Toutes les fois que l'artiste donnera à la femme des hanches plus larges que les épaules, il sortira de la réalité pour rentrer dans l'idéal. Ce n'est pas à dire qu'il lui soit interdit de rechercher ainsi un idéal dont ne se sont pas abstenus les sculpteurs grecs; mais encore est-il précieux pour lui de connaître la limite précise où finit la réalité objective.

Ce sont là, dira-t-on, des exemples bien évidents par eux-mêmes, et des cas dans lesquels le sentiment de l'artiste, le sentiment même du vulgaire, s'il n'avait pas fait connaître avec précision ces limites de la réalité, avait de tout temps indiqué la direction dans laquelle doit être conçue la forme idéalisée et ennoblie. Eh bien, voici un autre cas qui peut être cité sous la forme familière qui nous a servi pour des exemples antérieurs, et en reproduisant les circonstances mêmes, les termes dans lesquels il s'est produit. J'entre dans l'atelier d'un artiste travaillant à un tableau qui représente un saint martyr. Le sujet est représenté au moment où il va être décapité; il est à genoux, le cou fléchi, attendant avec résignation le sabre du bourreau. Que vois-je? Chez ce sujet à genoux, les bras pendants le long du corps, je vois que l'extrémité des doigts vient au contact du sol. J'en fais l'observation; elle a déjà été faite par d'autres personnes. Mais toujours la même réponse: « le modèle donne cela ». Et en effet, le modèle est là; lorsqu'il est debout, l'extrémité des doigts de la main atteint presque jusqu'au niveau de l'articulation du genou; inutile de dire que lorsqu'il est à genoux, pour peu qu'il y ait un état involontaire, inappréciable de flexion des cuisses sur le bassin, la dernière phalange du doigt médius vient au contact du sol. Chose remarquable, l'artiste aussi, frappé de ce fait, a répété l'épreuve sur lui-même en se mettant à genoux, et à constaté que le bout de ses doigts était alors très proche du plan horizontal. Certes, il a cru alors avoir bien fait tout ce qu'il fallait pour se mettre en garde contre un cas individuel. Et cependant il a été induit en erreur par une malheureuse coïncidence. Ce qu'il a trouvé chez lui et chez son modèle, il ne le retrouverait peut-être plus en examinant des centaines de sujets; il verrait alors que, chez les neuf dixièmes des individus qui l'entourent, l'extrémité des mains, lorsque les bras sont pendants, reste bien au-dessus de l'articulation fémoro-tibiale; s'il invoquait et rafraîchissait le souvenir de ses études anatomiques, il se rappellerait que l'anatomie nous enseigne « que chez l'Européen de taille moyenne l'extrémité du doigt médius correspond au milieu de la cuisse (les bras peuvent être relativement plus courts encore chez des sujets de taille très élevée, puisqu'alors l'accroissement de la taille est dû surtout à l'allongement des membres inférieurs); que dans les races jaunes et noires, l'extrémité de la main descend plus bas que le milieu de la cuisse, et que, si on passe de l'espèce humaine aux singes supérieurs ou anthropoïdes, on constate que chez le chimpanzé l'extrémité de la main descend au-dessous du genou, correspond chez le gorille au milieu de la jambe, et enfin arrive, chez l'orang et surtout chez le gibbon, jusqu'au niveau des chevilles. »

Or un modèle peut avoir le front fuyant et effacé, l'angle facial très réduit; mais l'artiste, devant lequel il pose, se gardera bien de reproduire servilement ce profil, si la figure de son personnage doit avoir le moindre caractère de noblesse, car il sait, même sans avoir spécialement étudié la question de l'angle facial, que l'effacement du front, la saillie des mâchoires, donneraient à la tête de son sujet un caractère d'infériorité et de dégradation, caractère que, dans d'autres circonstances, il pourra avoir à rechercher, à reproduire, à exagérer même selon les nécessités de son sujet. Mais l'exagération de la longueur proportionnelle des bras est un caractère de même ordre, qui ne saute pas aux yeux d'une manière aussi spontanée que la présente, mais sur la valeur duquel s'explique clairement l'anatomie, en comparant et les races humaines et les singes. Le saint martyr, qui tend son cou à la lame du bourreau, est évidemment une représentation humaine à laquelle, aussi bien pour la tête que pour le torse et les membres, l'artiste n'a aucunement l'intention de donner des caractères d'infériorité; et cependant, par copie servile de l'individualité d'un ou de deux modèles, par l'oubli de l'anatomie, il se laisserait aller à lui donner des bras qui se rapprocheraient plus de ceux des singes que de l'homme.

Voilà pour ce qui est de la première objection, c'est-à-dire voilà pour ce qui est de l'anatomie montrant la direction dans laquelle doit se faire la recherche de l'idéal. Quant à la se-

1. Voy. L. Manouvrier. — *Essai d'anthropologie artistique sur le profil grec* (Association française pour l'avancement des sciences. Congrès de Nancy, 1886, t. I, p. 177.)

conde objection, à savoir que cette tendance à une exactitude typique pourrait paralyser l'essor de l'artiste vers la recherche de l'idéal qu'il conçoit comme manifestation de sa pensée propre, nous y avons déjà répondu, en insistant sur ce fait que l'anatomie, qui précise la limite exacte où s'arrête le réel, n'a pas pour cela la prétention d'imposer cette limite même à la conception de l'artiste, mais seulement de lui donner un moyen de mesurer pour ainsi dire la dose d'idéal qu'il introduit dans son interprétation, dose qui doit être différente selon les circonstances et les sujets[1]. Et quant à l'exactitude que ce genre d'études doit amener dans la reproduction de la forme humaine, il n'est certainement personne qui puisse songer à y trouver à redire, aujourd'hui que cette précision et cette vérité sont recherchées avec tant de soin pour tout ce qui est relatif aux parties dites accessoires d'une composition. Pour une scène militaire des temps passés, l'artiste se voit aujourd'hui dans l'obligation de reconstituer dans ses moindres détails les pièces de l'équipement du soldat, de se conformer à la plus rigoureuse exactitude dans la reproduction des armes, des engins de guerre, des coutumes nationales; pour les scènes d'intérieur, nous voyons les meubles, les costumes reproduits avec une semblable rigueur, selon les pays, selon les temps, et souvent le moindre détail a été l'objet de laborieuses recherches dans les musées et dans les ouvrages spéciaux[2]. Il est tel tableau qui joint à son mérite d'exécution celui d'être un chef-d'œuvre d'archéologie, de restauration du vêtement, du mobilier, de l'architecture de l'époque. Ces recherches sont justement goûtées de tous ; elles sont l'objet d'enseignements spéciaux, et notre École nationale des beaux-arts a l'honneur de posséder un cours d'archéologie et de costume antique où non seulement les artistes, mais encore les gens du monde viennent s'initier à la vie intime et publique des siècles passés. Il est bien évident que dans ces conditions l'exactitude anatomique ne saurait cesser d'être recherchée avec au moins autant de soin qu'elle l'était au temps de Léonard de Vinci et de Michel-Ange; d'autant que, il n'est pas inutile de le remarquer, en dehors des critiques de profession, le grand public lui-même deviendra tous les jours plus exigeant à cet égard, préparé qu'il y sera et par son initiation plus intime aux beautés de la sculpture grecque dans les musées de moulages qui s'ouvrent de tous côtés, et par l'étude du dessin, étude qui vient enfin de prendre la place qui lui était due dans l'enseignement secondaire et même l'enseignement primaire.

En se conformant à ces exigences de la vérité anatomique, l'artiste ne saurait perdre rien de ce qui fait son caractère personnel. Comme au temps de Raphaël et de Michel-Ange, celui qui recherche la grâce, saura adoucir les angles et faire prédominer la courbe; celui qui vise à la force, comme Michel-Ange, saura accuser les saillies et briser les contours; tel autre, pour exprimer la grandeur, saura s'attacher aux lignes fondamentales, en négligeant quelques détails, comme l'ont fait parfois les sculpteurs grecs. Mais dans tous les cas, en prenant l'anatomie pour guide, l'artiste saura ne pas sortir de la vérité possible, ni même de l'exactitude, au sens esthétique ; la nature sera toujours sa base immuable, mais il prendra parmi ses aspects possibles celui qu'il comprend et qu'il sent le mieux[1].

Si nous n'avons plus à démontrer l'importance de l'anatomie, il nous faut consacrer encore quelques considérations générales à nous rendre compte de l'ordre et de la méthode qui devront présider à cette étude, et la rendre fructueuse. Nous devons donc nous rendre compte des divers besoins de l'artiste à cet égard, afin que chaque notion d'anatomie corresponde à un de ces besoins et que nous ne risquions pas de nous égarer dans des descriptions inutiles, dans des énumérations superflues, en même temps que de négliger des détails qui, réputés d'ordinaire sans importance, sont ici de première nécessité.

Les notions que les artistes viennent demander à l'anatomie, peuvent se classer sous les quatre chefs suivants : les *proportions*, les *formes*, les *attitudes et mouvements*, les *émotions* et *expressions de passions*.

Au premier abord on pourrait croire qu'il n'y a qu'à procéder en consacrant une série de séances à l'étude des proportions, une autre série à celle des formes, et ainsi de suite. Voyons si, par la nature même des parties du corps qu'il faut étudier pour remplir ces titres généraux, nous ne serions pas exposés à des redites fastidieuses, en même temps que, nous séparerions des choses que la nature a forcément liées les unes aux autres.

Pour étudier les proportions, c'est-à-dire comparer les longueurs relatives des parties, il faut prendre dans celles-ci des points de repère fixes. Supposons qu'il s'agisse d'examiner les proportions de l'avant-bras au bras : il faudra tout d'abord déterminer le niveau auquel cesse le bras et commence l'avant-bras. Ce n'est certes pas une saillie musculaire que nous choisirons comme établissant cette limite, car, outre que, dans le membre supérieur, la direction des corps charnus aussi bien que des tendons n'est nullement propre à en faire des points de repère lorsqu'il s'agit de prendre des mesures en longueur, chacun sait que les muscles se dessinent d'une manière trop variable selon le mouvement des membres, et que, dans ce cas, tel point de repère visible pendant l'extension de l'avant-bras, serait effacé et aurait changé de place pendant la flexion. Ce sera donc aux os, qui sont essentiellement des parties fixes, qu'il faudra s'adresser. Or, en arrière de l'articulation du coude, nous trouvons une saillie osseuse bien prononcée, toujours sensible à travers la peau dont elle n'est séparée par aucun muscle : c'est l'*olécrâne*, qui fait partie de l'extrémité supérieure du cubitus. Au premier abord la saillie olécrânienne semble se présenter comme un excellent point de repère d'où l'on partira pour aller en bas en mesurant l'avant-bras, et pour aller en haut en mesurant le bras. Examinons cependant les

1. Nous empruntons textuellement à H. Kuhnholtz l'exemple suivant : « Les bottes et les souliers de nos jours ont le grave inconvénient de porter l'extrémité du gros orteil si fortement en dehors, que son articulation métatarso-phalangienne en devient disgracieusement très saillante. Par l'effet de ces chaussures habituellement fort étroites, le pied prend de bonne heure un peu de cet aspect difforme que la goutte lui donne encore à un plus haut degré. Supposez maintenant qu'un sculpteur ou un peintre, voulant représenter un sujet de nos premiers temps, une scène touchant presque à la création du monde, la mort d'Abel par exemple, mette sous nos yeux un beau jeune homme, dans une position académique, venant de succomber sous un coup de massue, et auquel ils ont fait des pieds ayant les articulations métatarso-phalangiennes des gros orteils extrêmement saillantes, peut-être parce que le modèle vivant les avait ainsi. Ne verrez-vous pas là un anachronisme impardonnable ? Et ne devrez-vous pas être bien convaincus qu'un peu plus de réflexion eût certainement suffi pour les mettre à l'abri d'une si juste critique. » (*Réflexions de Floriano Caldani sur l'anatomie appliquée à la peinture, traduites de l'italien et accompagnées d'un avant-propos et de notes sur le même sujet*, par H. Kuhnholtz. Montpellier, 1845.)

2. Comme exemple d'anachronisme ou d'erreurs, relatives à des connaissances biologiques, nous empruntons le passage suivant au curieux petit mémoire de Kuhnholtz : « Y a-t-il un trait d'ignorance égal à celui du célèbre Louis Cigoli ? Ce peintre, dans un tableau de la *Circoncision de l'enfant Jésus*, a représenté le grand prêtre Siméon *avec des lunettes*, supposant qu'attendu son grand âge il devait en avoir besoin pour l'opération qu'il allait faire. Il est certain que les anciens n'ont point connu les *lunettes sur le nez*; elles ne furent inventées que vers la fin du XIIIe siècle, par un Florentin nommé Salvrino degli Armati. — Ceci est presque aussi ridicule que l'heureuse idée qu'eut un peintre, mort depuis peu, lorsque dans un tableau où il personnifiait une *rivière* il peignit, vivantes et au fond de l'eau, des écrevisses rouges, uniquement sans doute parce qu'il n'en avait jamais vu que des cuites sur une table. » (*Reflexions de Floriano Caldani, etc.*, par Kuhnholtz, Montpellier, 1845.)

1. Voir sur ces questions une très intéressante étude : *L'art et la science*, par Yves Guyot. (*Revue scientifique*, 30 juillet 1887, p. 138.)

choses de plus près; faisons, sur un squelette, jouer les os dans la charnière du coude. Nous voyons alors que, lors des mouvements de flexion de l'avant-bras, à mesure que le cubitus se porte en haut et en avant, l'olécrâne, qui prolonge le cubitus en arrière, se porte en bas et descend pour ainsi dire le long de la face postérieure de l'humérus. Voilà donc un singulier point de repère, qui se déplace par rapport à l'une des longueurs à mesurer, et qui, en servant de point de départ, nous amènerait à trouver un bras plus court ou plus long, plus court lorsqu'il serait mesuré avec l'avant-bras étendu, plus long lorsqu'il serait mesuré avec l'avant-bras fléchi. Il faut donc chercher ailleurs. Mais cet examen de la charnière du coude, en nous révélant que l'olécrâne était mal choisi, nous montre en même temps que les mouvements de cette charnière se font autour d'un axe fixe qui irait transversalement de la saillie humérale externe dite *épicondyle*, à la saillie humérale interne dite *épitrochlée*. A ce point de vue l'épitrochlée comme l'épicondyle sont des points osseux absolument fixes, et dont l'un comme l'autre pourrait être choisi dans le but sus-indiqué. Mais du squelette passons à l'écorché ou au modèle vivant; nous y verrons que l'épicondyle est recouvert par une couche épaisse de muscles (le long supinateur et les deux radiaux) qui non seulement voilent aux yeux cette saillie humérale, mais ne permettent même pas au doigt de la retrouver et de la reconnaître par le toucher. Du côté de l'épitrochlée, au contraire, les dispositions sont inverses : la masse musculaire de la face interne du bras descend à peine jusqu'à cette saillie; la masse musculaire interne de l'avant-bras ne commence qu'au bord inférieur de cette même saillie ; celle-ci est donc toujours visible à travers la peau, toujours facile à retrouver par le toucher. C'est elle qui doit être prise comme point de repère des mensurations. Mais pour arriver à en reconnaître la valeur, et il en serait de même pour les mensurations de tous les autres segments des membres ou du tronc, nous avons dû recourir aux notions fournies par l'examen des os et du jeu de leurs charnières, nous avons même dû tenir compte de la disposition des muscles; étude des os et des muscles, mais surtout des os, c'est donc là la condition essentielle, primordiale, pour établir des proportions; ou, en termes plus en rapport avec l'enseignement pratique, c'est en étudiant les segments osseux des membres que nous devrons déterminer les proportions de ceux-ci : l'étude des proportions sera un complément de l'ostéologie.

Ostéologie et myologie, tels sont les deux termes que nous allons semblablement rencontrer en nous demandant comment il faudra étudier les formes, comment les mouvements, comment les attitudes.

Pour ce qui est des formes, il serait oiseux d'insister sur ce point, puisqu'en somme tous les détails de modelés traduisent soit les lignes du squelette, soit celles de la musculature. Mais il sera certainement utile d'appeler l'attention sur ce fait que les parties osseuses saillantes sur le squelette ne se traduisent pas toujours par des saillies sur le sujet complet comme on serait tenté de le croire au premier abord. Sans doute voici les malléoles ou chevilles qui forment sur le squelette des renflements symétriquement disposés à l'extrémité inférieure des os tibia et péroné, et qui, sur le sujet complet, se traduisent de même, c'est-à-dire sous forme de saillies, soulevant la peau ; voilà d'autre part l'olécrâne qui se comporte de même, surtout, ou même seulement, lors de la flexion de l'avant-bras sur le bras. Puis qu'on cherche d'autres exemples du même genre dans le squelette et on sera tout étonné de n'en presque plus rencontrer. Voici le grand trochanter du fémur; il forme sur le squelette une saillie fortement détachée de toute l'ossature environnante, séparée notamment du bord correspondant du bassin par un véritable abîme, répondant à la fosse iliaque externe. Cherchons sur l'écorché ou le modèle la région correspondant au grand trochanter; nous voyons la fosse iliaque comblée par de nombreux et puissants muscles qui la débordent; en avant la bande charnue du tenseur du fascia lata leur est surajoutée; en arrière le grand fessier proémine avec sa masse puissante; en bas les parties externes du triceps crural s'élèvent au-dessous du grand trochanter; toutes ces masses, qui arrivent vers la forte proéminence osseuse, ou qui en partent, s'atténuent et se réduisent à des lames fibreuses relativement minces pour prendre insertion à sa surface ou à ses bords; il en résulte que le grand trochanter, si saillant sur le squelette, est entouré, sur le sujet complet, de masses musculaires plus saillantes encore, et qu'en définitive il ne se traduit que par un méplat, ou même, sur un sujet bien musclé, par une dépression représentant une sorte de cratère dont les bords sont figurés par les muscles circonvoisins. De même si vous cherchez sur le sujet complet la crête iliaque du squelette, vous allez la retrouver sous la forme d'un sillon, limité en haut par les muscles abdominaux qui arrivent à cette crête, et en bas par les muscles pelviens qui en partent. Le sternum est bien saillant sur le squelette, et, porté en avant par les côtes, semble dessiner une carène à la face antérieure du thorax : sur le sujet complet vous trouvez à sa place une véritable vallée partant de la fourchette sternale pour venir se terminer dans le creux épigastrique, vallée d'autant plus profonde et étroite, que les muscles pectoraux, qui en forment les bords, sont plus épais et plus puissants. De même dans toutes les régions articulaires ou des jointures (sauf les malléoles ci-dessus indiquées); ces régions sont les parties les plus renflées sur le squelette; ce sont, sur le sujet complet, les parties les plus étroites et les plus fines des membres, parce que les corps charnus développés au-dessus et au-dessous d'elles se réduisent à leur niveau à des cordes tendineuses ou à des membranes aponévrotiques par lesquelles ces muscles prennent leurs insertions. Mais il n'en est pas moins vrai que dans ces régions plus fines, correspondant aux jointures, tous les détails de l'ossature se traduisent par des détails de modelé, tandis qu'au-dessus et au-dessous tous les détails du modelé correspondent à des dispositions spéciales de la musculature. C'est ainsi qu'au niveau des faces antérieure, externe et interne du genou, nous n'avons guère à étudier que des modelés ostéologiques, tandis que plus haut, dans l'épaisseur de la cuisse, et plus bas, dans celle de la jambe, nous n'avons guère à nous orienter qu'au milieu de modelés myologiques. C'est donc bien encore par l'ostéologie et par la myologie que nous devons faire l'étude des formes.

De même pour les attitudes et les mouvements. Une attitude se décompose en une série d'éléments représentés par l'état de flexion, de demi-extension ou d'extension complète de chacune des articulations des membres et de l'ensemble du tronc. Mais chacune de ces articulations a sa mécanique propre; l'une, comme, par exemple, celle du coude, ne permet que le passage de la flexion à l'extension et *vice versa*, avec toutes les phases intermédiaires, mais sans aucun mouvement de latéralité; l'autre, comme celle de l'épaule, permet de porter le bras dans tous les sens, mais, pour certaines directions, la mobilité de l'humérus dans la cavité glénoïde de l'omoplate est insuffisante et demande à emprunter un surcroît d'étendue grâce à certains déplacements de l'omoplate et même de la clavicule. Il est impossible, tant sont complexes ces déplacements multiples et solidaires, que l'œil les reconnaisse et les analyse avec certitude sur le modèle vivant s'il ne s'est pas familiarisé avec eux en étudiant, sur le squelette, le jeu de ces diverses pièces osseuses. On comprend alors que dans l'attitude du bras porté en dehors et fortement élevé, ce n'est pas seulement de la position de ce membre, de la traction qu'il exerce sur les muscles grand pectoral et grand dorsal, qu'il faut tenir compte, mais que le modelé entier de la moitié correspondante du dos doit être modifié, comparativement au côté où le bras reste pendant ou étendu sans atteindre l'horizontale; dans ce dernier cas en effet le bord spinal de l'omoplate est parallèle à la ligne de la colonne vertébrale ou s'écarte peu de la verticale; au contraire, dans le côté correspondant au bras fortement levé, l'omoplate a subi un mouvement de bascule par lequel son bord spinal est devenu oblique, au point que son angle inférieur tend à venir se placer dans le creux de l'aisselle. (Voy. la pl. IV, fig. B, et son explication.)

Ce que nous venons de dire des attitudes s'applique de même aux mouvements; mais ici il ne s'agit plus seulement de considérer les os, qui sont les leviers déplacés pendant le mouvement, et les charnières dans lesquelles jouent ces leviers, il faut encore s'attacher aux muscles qui sont les agents actifs de ces déplacements. On peut dire que, dans la représentation plastique, outre l'expression d'équilibre instable, d'élan momentané qui caractérise le mouvement, celui-ci doit surtout se distinguer de l'attitude proprement dite par le contraste entre les muscles actifs et ceux qui sont dans un repos relatif. Nous avons, dès le début de ces considérations générales, insisté d'une manière suffisante sur cette question, lorsque nous avons expliqué que l'anatomie plastique devait être en même temps une étude de physiologie; nous y sommes revenus lorsque nous avons cherché à rendre compte des conditions dans lesquelles les sculpteurs grecs avaient pu analyser l'anatomie vivante, à l'aide de la plastique animée du gymnase. Aussi n'y reviendrons-nous pas autrement que pour insister sur les synergies musculaires, c'est-à-dire sur les associations de contraction musculaire concourant à un but précis. Il ne faut pas croire que, dans un mouvement énergique d'un seul segment de membre, il n'y ait qu'à tenir compte de la contraction du muscle ou du groupe de muscles qui meuvent ce segment dans un sens donné, que, par exemple, un sujet fléchissant l'avant-bras sur le bras, pour prendre un cas simple et élémentaire, il suffise de donner au biceps et au long supinateur le gonflement caractéristique de leur contraction. Sans doute, ces muscles sont bien essentiellement les fléchisseurs de l'avant-bras sur le bras, mais, pour produire cette action, l'un d'eux, le long supinateur, prend son point fixe sur l'humérus; l'autre, le biceps, sur l'omoplate; ils ne pourront donc agir avec force et précision que si l'humérus est fixé sur l'omoplate par une contraction, relativement légère, il est vrai, des muscles de l'épaule, et que si l'omoplate elle-même est fixée sur le thorax par les muscles qui la rattachent en arrière à la colonne, en avant et en bas aux côtes; dans cette dernière direction c'est le muscle grand dentelé qui agit, et, pour s'en convaincre, il suffira de faire la simple expérience suivante : sur un modèle assis et le dos appuyé, afin d'éliminer toute condition d'activité étrangère au membre supérieur, on fait énergiquement fléchir l'avant-bras sur le bras, en lui ordonnant par exemple de tirer sur une corde qui, en passant sur une poulie, soulèverait un poids de plusieurs kilos. On voit alors le biceps se gonfler, puisque c'est là le muscle alors essentiellement actif; mais qu'on porte le regard vers le côté correspondant du thorax, au niveau de la convexité des dernières côtes sternales, au-dessous du bord axillaire du grand pectoral, là où, avant l'entrée de l'avant-bras en mouvement, on aurait pu voir les digitations du grand dentelé se dessiner à peine, dès que le biceps entre en contraction, on voit ces digitations du dentelé se dessiner plus nettement, se gonfler à leur tour, traduisant ainsi la contraction synergique par laquelle ce muscle contribue à fixer l'omoplate et, par suite, à réaliser les conditions nécessaires à l'action du biceps.

L'interprétation des formes musculaires dans le mouvement demande donc des connaissances singulièrement précises de myologie, et spécialement de physiologie des muscles. Une contraction locale, dans un segment périphérique de membre, s'accompagne d'une série de contractions dans la musculature des segments plus rapprochés du tronc, puis dans le tronc lui-même, et souvent jusque dans les autres membres; c'est comme une série d'échos dans lesquels se répercute, en s'affaiblissant, l'expression d'activité d'une masse musculaire particulière, siège principal du mouvement; il faut, pour reconnaître sur le modèle ces retentissements lointains d'une action locale, s'être habitué par l'anatomie à en analyser les conditions et les effets. Pour faire comprendre combien ces synergies doivent être étendues lorsqu'il s'agit d'un mouvement violent, énergique, il suffira de montrer comment, dans un mouvement aussi doux que celui qui consiste à tracer sur le papier les caractères de l'écriture, il faut remonter jusque dans l'épaule pour aller jusqu'aux sources de tous les éléments de cette action. Dans l'écriture, nous effectuons essentiellement des mouvements des doigts et du poignet; ces parties sont mues par des muscles placés les uns à la paume de la main, les autres à l'avant-bras, et il semble *a priori* que ces muscles doivent suffire. Cependant il existe d'autre part à l'épaule deux muscles voisins l'un de l'autre, le sous-épineux et le petit-rond, et, chose remarquable, lorsque ces deux muscles sont paralysés, ainsi que l'a observé Duchenne (de Boulogne), l'écriture devient, sinon impossible, du moins très difficile; la main trace bien encore quelques lettres, même quelques mots, mais elle est gênée pour parcourir toute la ligne, le mouvement de translation de la main de gauche à droite ne se fait plus, et le patient est forcé d'y suppléer par une action inverse en tirant, de l'autre main, la feuille de droite à gauche, afin que la partie blanche de la ligne se présente successivement sous la plume à mesure qu'une partie vient d'être couverte de caractères. C'est que les muscles petit-rond et sous-épineux font légèrement tourner l'humérus sur son axe de dehors en dedans et en arrière, et que cette rotation du bras est la condition ordinaire de la translation de l'avant-bras et de la main dans l'écriture courante. Ce n'est donc pas seulement dans les muscles de la paume, ni dans ceux de l'avant-bras, mais c'est jusque sur l'omoplate qu'il faut chercher les agents actifs d'un mouvement qui paraît au premier abord localisé dans les doigts.

Pour l'expression des passions enfin, c'est-à-dire pour les mouvements des traits du visage, c'est encore une étude de myologie, celle des muscles de la peau de la face, qui permettra à l'artiste d'analyser plus rapidement les expressions observées et de reconstituer avec certitude ses souvenirs pour reproduire ces expressions. Mais cette étude est toute spéciale et nous n'y insisterons pas ici.

Nous voyons donc qu'en résumé il serait peu pratique de vouloir étudier l'anatomie plastique en acceptant comme plan l'indication donnée par la classification susénoncée des principaux besoins de l'artiste, c'est-à-dire de ne s'occuper d'abord que de *proportions*, en empruntant à des fragments de notions ostéologiques les éléments de cette étude; puis d'analyser les *formes* à l'aide de nouveaux fragments d'ostéologie complétés par des indications sur la place et le contour des muscles; d'aborder en dernier lieu l'étude des *attitudes* et des *mouvements* par un nouveau retour à l'examen des os et de leurs jointures, et un nouvel appel aux rapports des muscles et à leurs actions. Le plus simple, le plus logique, sera de ne point briser ainsi les liens naturels des choses, d'éviter la confusion qui résulterait de cette sorte d'émiettement des parties, et d'étudier tout simplement d'abord l'ostéologie, afin de voir tout ce qu'elle nous enseigne pour les proportions, les formes, les attitudes, puis la myologie pour voir comment les muscles et tendons qui revêtent le squelette viennent prendre à leur tour une place importante dans l'analyse des mouvements, des attitudes et des formes.

PLANCHE I

Fig. A, B, C. — Trois écorchés dessinés avec une grande précision par Andrea Verocchio. Ces dessins sont conservés à la bibliothèque d'Oxford (Library of Christ Church), sous le n° 23 du catalogue; les n°s 19, 20, 21, 22, 24 de cette collection sont également des dessins de Verocchio relatifs plus spécialement à l'étude des proportions aux divers âges.

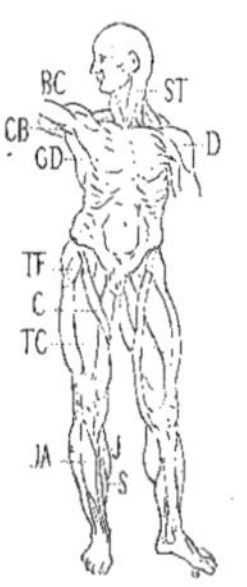

Dans ces trois écorchés, l'artiste s'est évidemment inspiré autant et plus de l'antique que des recherches originales de dissection (comparer avec les dessins de Bandinelli, planches II et III). Nous reproduisons, pour l'indication des parties, la figure B. Le sterno-cléido-mastoïdien (ST) est parfaitement figuré : en dehors de ce muscle, la limite du cou, sur le côté gauche du sujet, est dessinée par le trapèze; en D, le deltoïde, sur le moignon du bras abaissé; sur le moignon droit, élevé, en BC le biceps, en CB le coraco-brachial, au-dessous duquel la masse du triceps brachial. En GD, le grand dorsal. — Les pectoraux, avec indication de la place du mamelon, sont suffisamment indiqués, avec leur forme différente selon que le bras correspondant est élevé ou abaissé.

Aux membres inférieurs : en TF, le tenseur du fascia lata, en dehors duquel le profil du moyen fessier; — en C, le couturier, au-dessus duquel la partie visible de la masse des adducteurs. — En TC, la portion moyenne du triceps crural, ou droit antérieur, avec le vaste externe en dehors, le vaste interne en dedans. — En JA, le jambien antérieur, en dehors duquel est la masse de l'extenseur commun et de l'extenseur propre des orteils; — en J, le jumeau interne, au-dessous duquel le soléaire (S).

Fig. D. — Dessin de Raphaël (Venise, Académie des Beaux-Arts). Quoique ce dessin ne représente pas une étude anatomique, nous l'avons reproduit ici à cause de la netteté des indications de la musculature et de l'exactitude du mouvement. Le catalogue (*Catalogo delle opere d'Arti nella sala delle sedute dell' Academia di Venezia n° XXIII, 1*) porte cette indication : « Dessin qui semble copié d'après l'un des nus de Signorelli, dôme d'Orvieto. » — Signorelli (1441-1523) est signalé, en effet, comme l'un des premiers qui se livrèrent à des recherches anatomiques sérieuses. — Passavant (*Raphaël d'Urbin*, édition française par Paul Lacroix. Paris 1840, tome II, p. 409) enregistre ce dessin, sous son numéro 31 (Catalogue des dessins de Raphaël conservés en Italie), avec l'indication : « Un jeune homme nu, vu de profil, marchant et levant les bras pour jouer d'un instrument. »

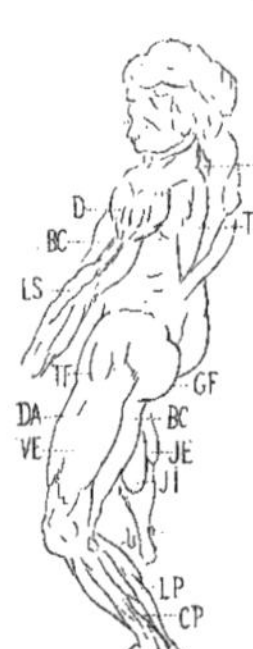

Fig. E. — Dessin de Barocci, conservé au musée de Florence. C'est une analyse anatomique d'un jeune homme porteur pour une étude de mise en tombeau (le dessin original présente l'indication d'un corps placé dans un linceul dont le sujet ici figuré soutient l'une des extrémités).

Au milieu de cette musculature un peu noueuse, il est facile de suivre, sur la figure ci-contre, le modelé des muscles suivants : TR, le trapèze, présentant en MP le beau méplat produit par la portion aponévrotique des deux trapèzes, au niveau de la *vertèbre proéminente*. — D, deltoïde; — BC, biceps brachial; — LS, long supinateur; — TF, tenseur du fascia lata; — GF, grand fessier; — DA, droit antérieur (du triceps crural); — VE, vaste externe; — LP, long péronier latéral, et CP, court péronier latéral; — BC, biceps crural; — JE et JI, jumeaux externe et interne.

Fig. F. — Dessin de Raphaël : Académie des beaux-arts à Venise. Mêmes remarques que pour la fig. D. — Passavant (*Op. cit.* n° 29) l'inscrit avec cette désignation : « Un jeune homme, nu et debout, sonnant de la trompe; les muscles et les genoux sont anatomiquement indiqués. »

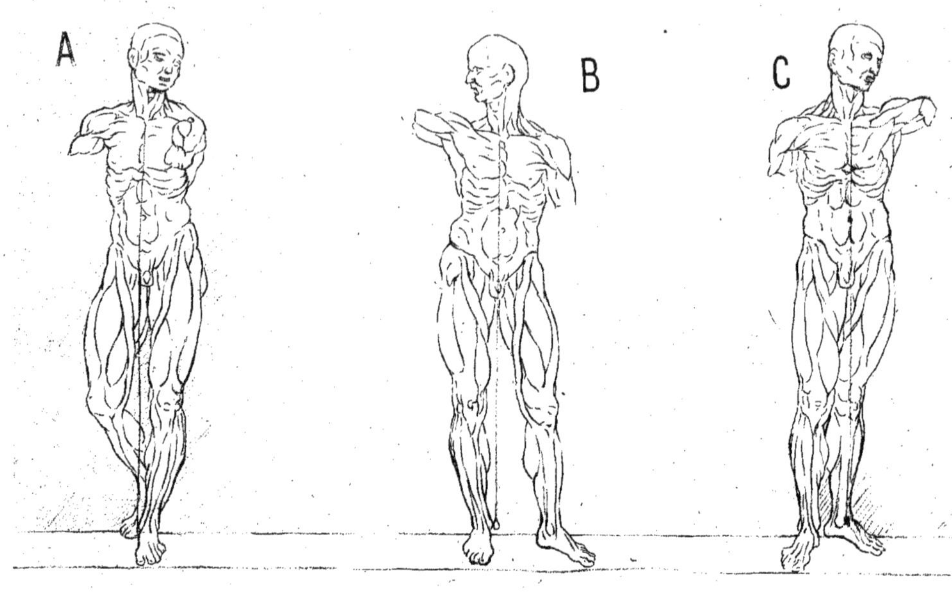
A
B
C

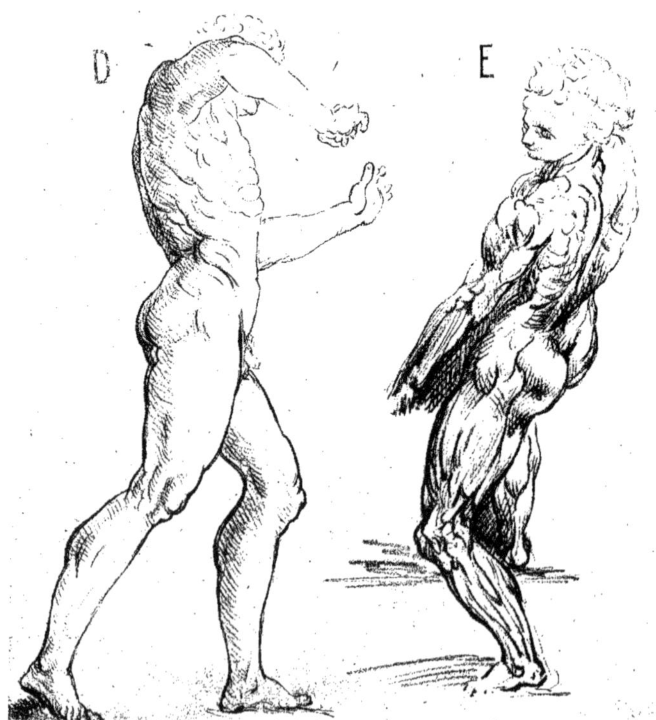
D
E

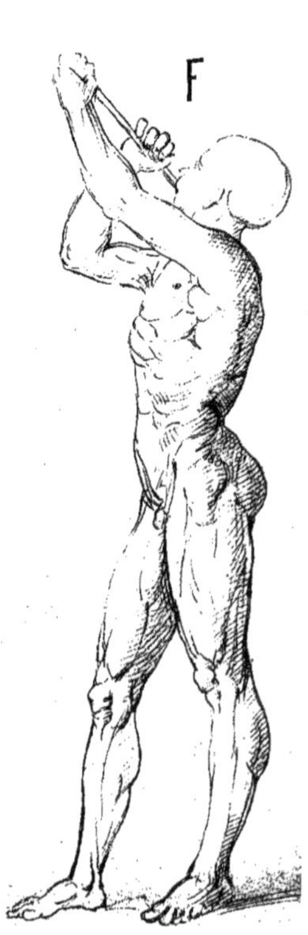
F

PLANCHE II

Dessin de B. Bandinelli. (Musée de Venise.)

Ici, nous sommes en présence d'un cadavre anatomisé, mais que l'artiste a placé et soutenu, par un moyen quelconque, dans une attitude debout, figurant plus ou moins heureusement la marche. La région de la partie inférieure de l'abdomen est très insuffisamment indiquée, sans doute par le fait même d'une dissection incomplète ou mal réussie, au niveau de la sortie du cordon spermatique. Les autres parties de l'écorché présentent diverses incorrections que nous allons signaler avec l'explication de la figure ci-contre, mais ces incorrections sont par elles-mêmes instructives, car elles nous montrent les indécisions que devaient éprouver ces premiers anatomistes quand il fallait distinguer des muscles contigus.

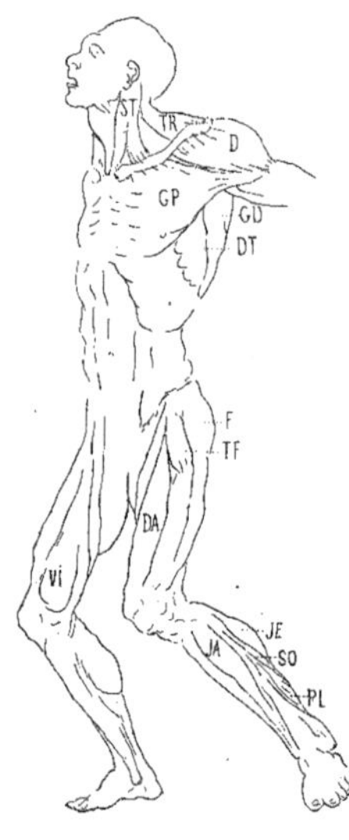

ST, sterno-cléido-mastoïdien ; nous l'avons nettement circonscrit sur ce décalque explicatif, mais on voit que, sur l'original, la partie antérieure de ce muscle est figurée en continuité avec des faisceaux du peaucier, qui monte vers la région inférieure de la face.

TR, trapèze ; — GP, grand pectoral ; l'état flasque, cadavérique des muscles, a amené l'artiste à figurer sur son bord inférieur (vers le côté de l'aisselle) une sorte de dépression qui ne répond pas à une forme normale ; — D, deltoïde : de ses faisceaux antérieurs, quelques-uns sont figurés se continuant avec le brachial antérieur, dont, en effet, les insertions supérieures embrassent étroitement la terminaison inférieure du deltoïde. (Pour les muscles du membre supérieur, voir la planche suivante.)

GD, grand dorsal ; — DT, le muscle grand dentelé.

F, le grand fessier ; — TF tenseur du fascia lata ; — DA, droit antérieur (du triceps crural) ; — VI, vaste interne.

JA, jambier antérieur ; — JE, jumeau externe ; — SO, soléaire ; — PL, l'ensemble des deux péroniers latéraux.

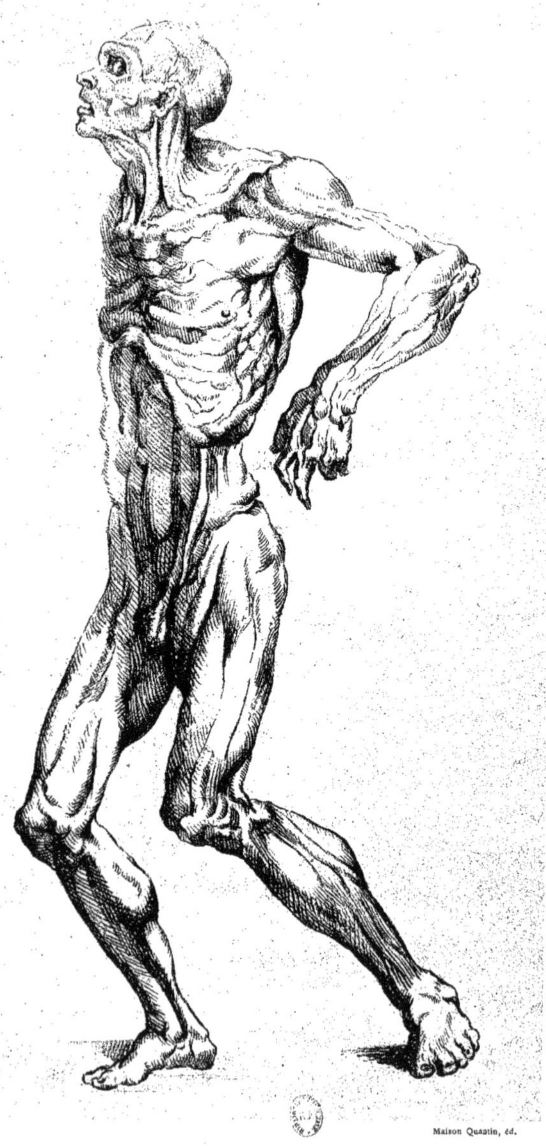

Maison Quantin, éd.

PLANCHE III

Trois dessins de B. Bandinelli. (Académie de Venise.) — Mêmes remarques générales que pour la planche précédente.

Fig. A. — Pour les muscles du cou, du tronc et des membres inférieurs, voir la planche précédente, dont les indications suffiront pour reconnaître les mêmes parties représentées ici sous des aspects un peu différents.

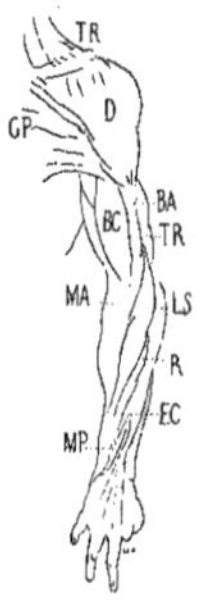

Nous analyserons seulement ici le membre supérieur, dont les muscles sont reproduits dans la figure ci-contre :

TR, trapèze; — GP, grand pectoral; — D, deltoïde; — BC, biceps; — BA, brachial antérieur, sous-jacent au biceps, qu'il déborde de chaque côté; — TR, triceps brachial.

MA, la masse non détaillée des muscles antérieurs de l'avant-bras. — LS, long supinateur; — R, les radiaux; — EC, masse de l'extenseur commun des doigts et de l'extenseur propre du petit doigt. — MP, les muscles propres du pouce (long adducteur et court extenseur.)

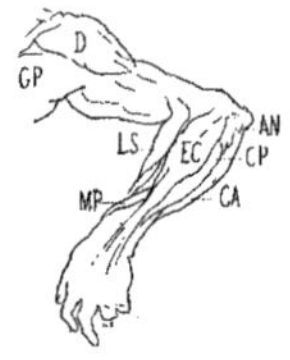

Fig. B. — Le bras, vu par la face antéro-externe, avec l'avant-bras en pronation, de manière à montrer sa face postérieure. — GP, grand pectoral; — D, deltoïde; — LS, le long supinateur; — EC, extenseur commun des doigts et extenseur propre du petit doigt; — CP, cubital postérieur; — AN, anconé; — CA, cubital antérieur débordant le côté interne de l'os cubitus.

Fig. C. — Le bras, avec l'avant-bras fortement fléchi et en pronation : l'explication des deux figures précédentes suffira aisément pour retrouver ici les muscles qui sont nettement dessinés (deltoïde, biceps, long supinateur); quant aux muscles de la face antérieure de l'avant-bras, ils ne sont indiqués qu'en masse et non suffisamment détaillés pour pouvoir donner lieu à une explication démonstrative.

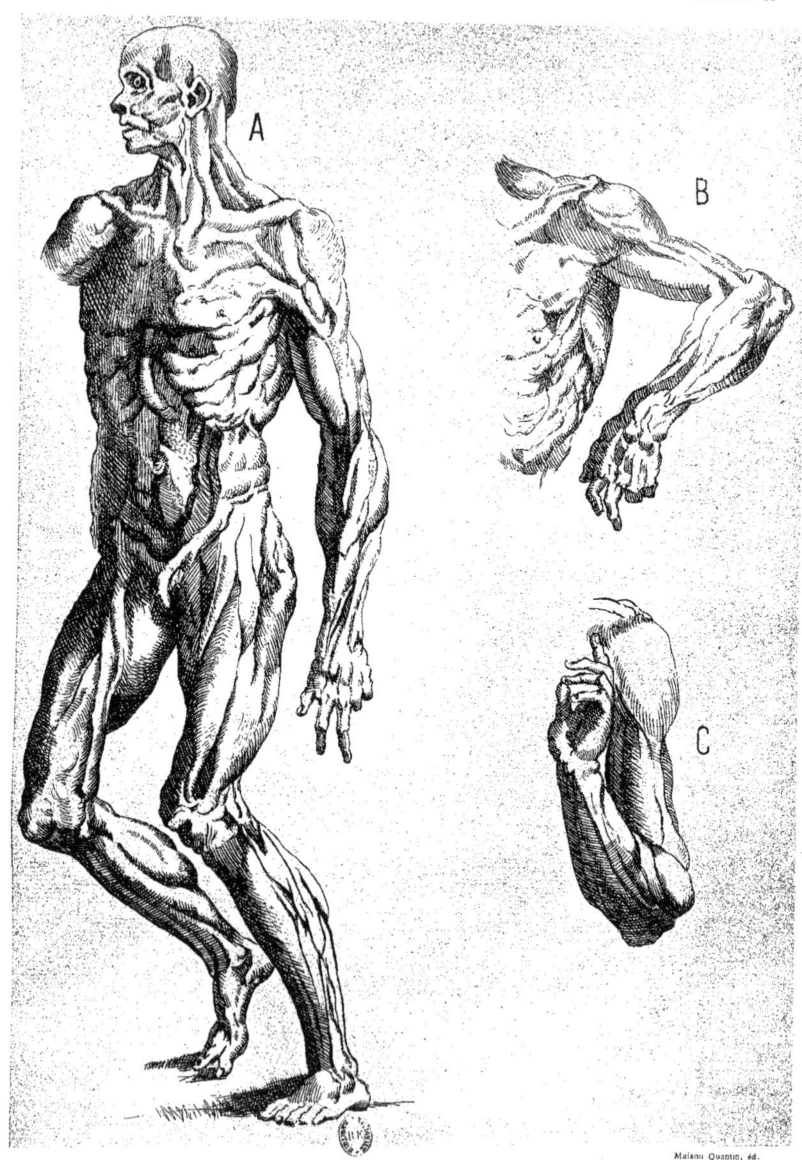

Maison Quantin, éd.

PLANCHE IV

Fig. A. — Dessin de Michel-Ange. (Musée d'Oxford.)

ST, sterno-cléido-mastoïdien ; — TR, trapèze (comparez pour le méplat, qui correspond à la vertèbre proéminente, avec la fig. E de la planche I).

D, deltoïde ; — TB, triceps brachial ; — PR, petit rond ; — GR, grand rond ; — GD, grand dorsal ; — SL, masse des muscles longitudinaux de la région lombaire (sacro-lombaire et long dorsal).

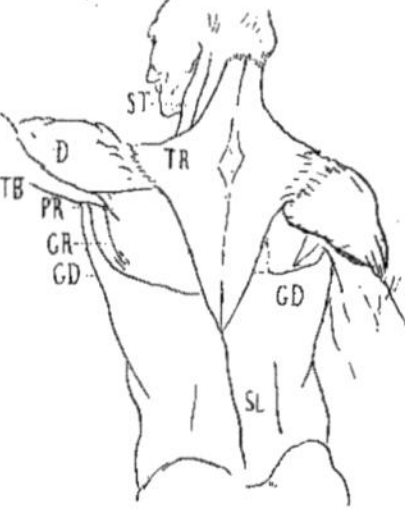

Fig. B. — Dessin de Raphaël. (Bibliothèque ambrosienne, à Florence.)

Ce dessin est remarquable, au point de vue anatomique, comme étude du trapèze ; non seulement le dessin de ce muscle est admirablement complet, mais on voit encore, avec une rare vigueur, la contraction de ses faisceaux supérieurs qui élèvent les épaules. En même temps est indiqué le mouvement de bascule que présente l'omoplate dans cette élévation extrême des bras : le bord spinal de l'omoplate n'est plus vertical, mais oblique en bas et en dehors, et l'angle inférieur de cet os vient presque faire saillie vers la partie inférieure du creux de l'aisselle. Dans la figure ci-contre, nous représentons, en pointillé, la situation oblique que prend l'omoplate (OM) dans ce mouvement.

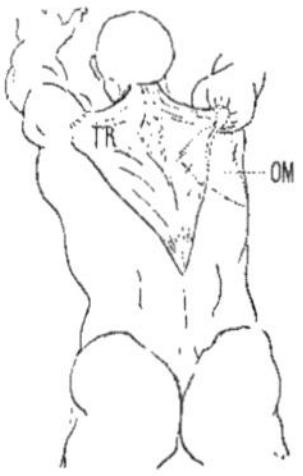

Fig. C. — Dessin de Michel-Ange. (Musée de Venise.) — Quoiqu'il ne s'agisse pas ici d'un dessin anatomisé, nous avons tenu cependant à reproduire cette étude, qui complète les deux précédentes comme analyse des modelés correspondant à l'omoplate et aux muscles postérieurs de l'épaule. (Comparer encore avec la figure E de la planche I.)

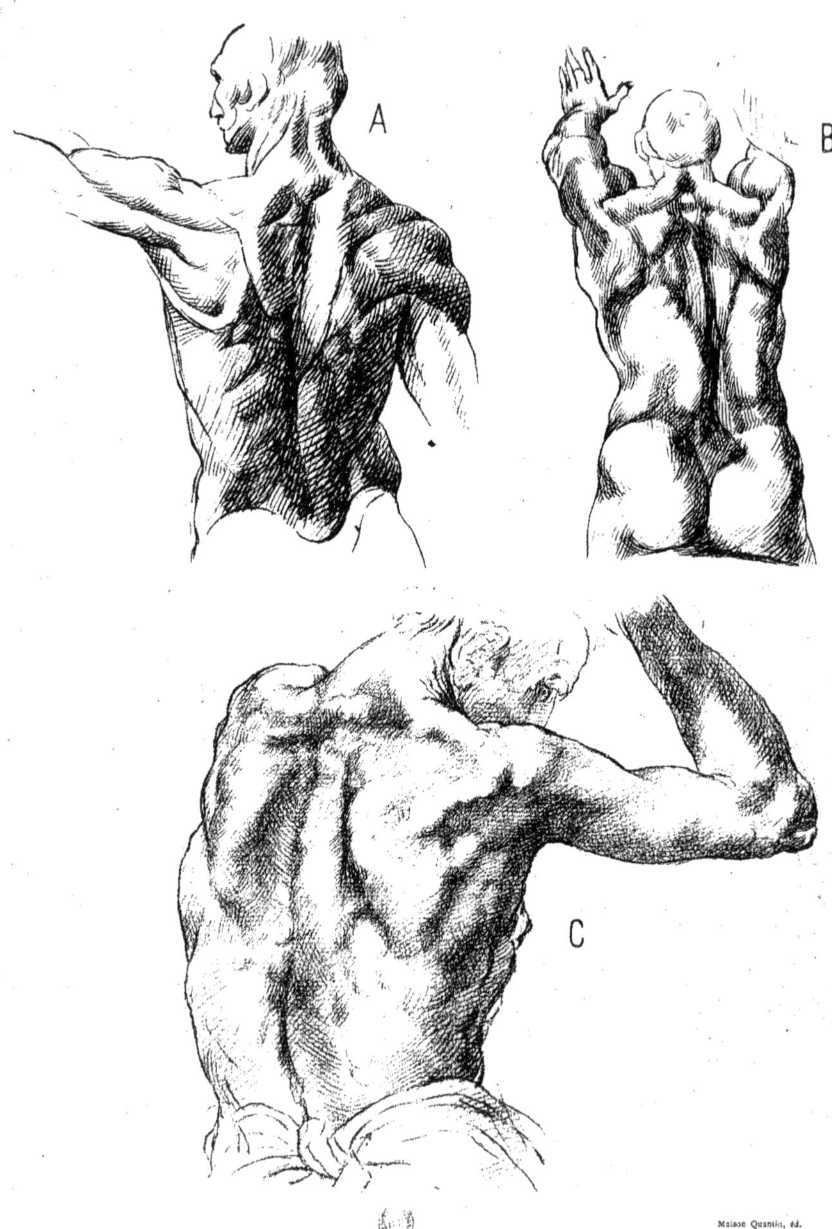

Maison Quantin, éd.

PLANCHE V

Dessin de Géricault, dont l'original est à la Bibliothèque de l'École nationale des beaux-arts. (Voy. ci-dessus, page 23.)

En reproduisant ci-contre le décalque de ce squelette du tronc et de la tête, nous y avons introduit quelques très légères corrections, par exemple pour les vertèbres, pour la tête de l'humérus, pour les extrémités supérieures des fémurs.

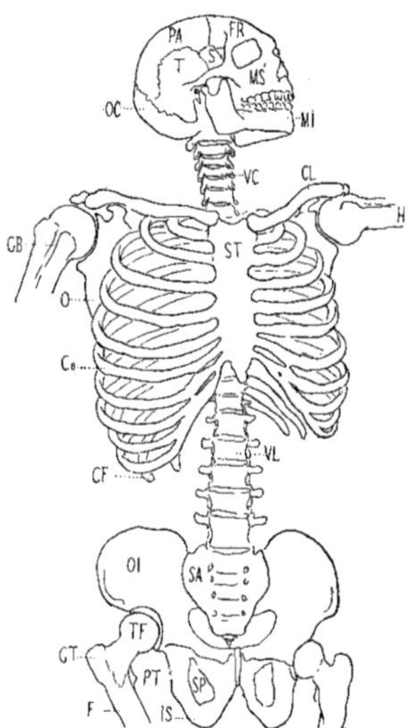

FR, l'os frontal; — S, le sphénoïde (sa grande aile qui forme une faible étendue de la surface latérale du crâne); on voit rayonner du sphénoïde les diverses sutures dentelées qui unissent les pièces de la voûte du crâne); — T, os temporal avec l'arcade zygomatique; — PA, os pariétal; — OC, occipital; — MS, maxillaire supérieur; — MI, maxillaire inférieur.

VC, vertèbres cervicales.

ST, sternum, se terminant en bas par l'appendice xiphoïde; — CL, clavicule, s'articulant par son extrémité interne avec le sternum et par son extrémité externe avec l'apophyse acromion de l'omoplate; — O, l'omoplate; — C6, la sixième côte; — CF, la onzième côte, qui, avec la douzième, forment les deux côtes flottantes, c'est-à-dire non rattachées au sternum par leurs extrémités antérieures.

H, humérus; — GB, sa gouttière bicipitale.

VL, vertèbres lombaires.

SA, sacrum, formé de cinq vertèbres soudées, et continué en bas par le coccyx; — OI, l'os iliaque; — SP, trou sous-pubien; — IS, tubérosité de l'ischion; — TF, tête du fémur; — GT, grand trochanter; — PT, petit trochanter; — F, corps du fémur.

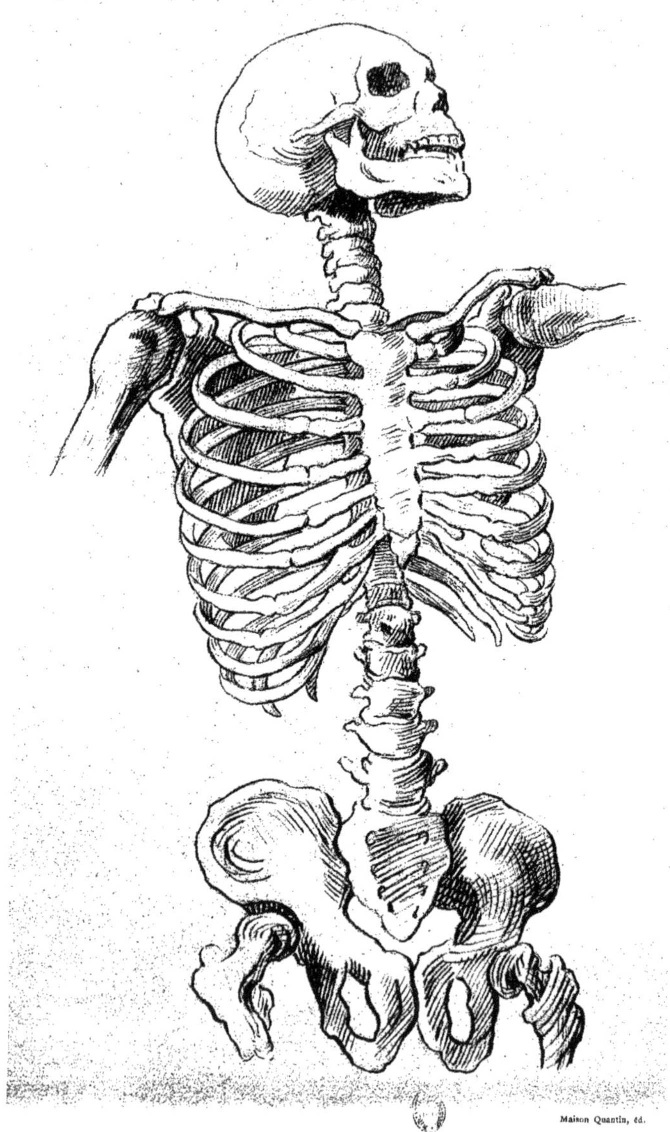

Maison Quantin, éd.

PLANCHE VI

Dessin de Géricault. (Bibliothèque de l'École nationale des Beaux-Arts.) Écorché du tronc et de la tête.

Muscles de la tête : FR, le frontal; — O, l'orbiculaire des paupières; — T, le temporal; — MA, le masseter; — TN, le transverse du nez; en dehors de ce muscle, on voit successivement le releveur interne et le releveur externe de la lèvre supérieure; — CM, carré du menton; en dehors de ce muscle, on voit le *triangulaire* de la lèvre inférieure (muscle abaisseur de l'angle des lèvres).

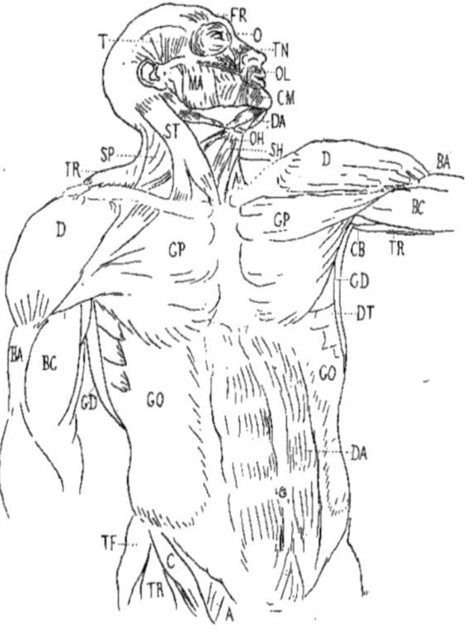

Muscles du cou : — ST, le sterno-cléido-mastoïdien; — TR, le trapèze. — Dans l'espace entre le sterno-mastoïdien et le trapèze, on voit en haut les deux portions du splénius (SP), et en bas la portion inférieure de l'omoplat-hyoïdien (OH, sa partie supérieure dans la région sous-hyoïdienne); — DA, ventre antérieur du digastrique; son ventre postérieur apparaît, confondu avec le stylo-hyoïdien, entre le masseter et le sterno-mastoïdien; — OH, omoplat-hyoïdien; — SH, sterno-hyoïdien.

D, deltoïde; — BA, brachial antérieur; — BC, biceps brachial; — CB, coraco-brachial; — TR, triceps brachial; — GP, grand pectoral.

DT, muscle grand dentelé; — GD, grand dorsal; — GO, grand oblique de l'abdomen; — DA, droit antérieur de l'abdomen; en bas, les deux petits muscles pyramidaux ou tenseurs de la ligne blanche de l'abdomen.

TF, tenseur du fascia lata; — TR, triceps crural; — C, le couturier; — A, la partie supérieure des premiers muscles de la masse des adducteurs de la cuisse.

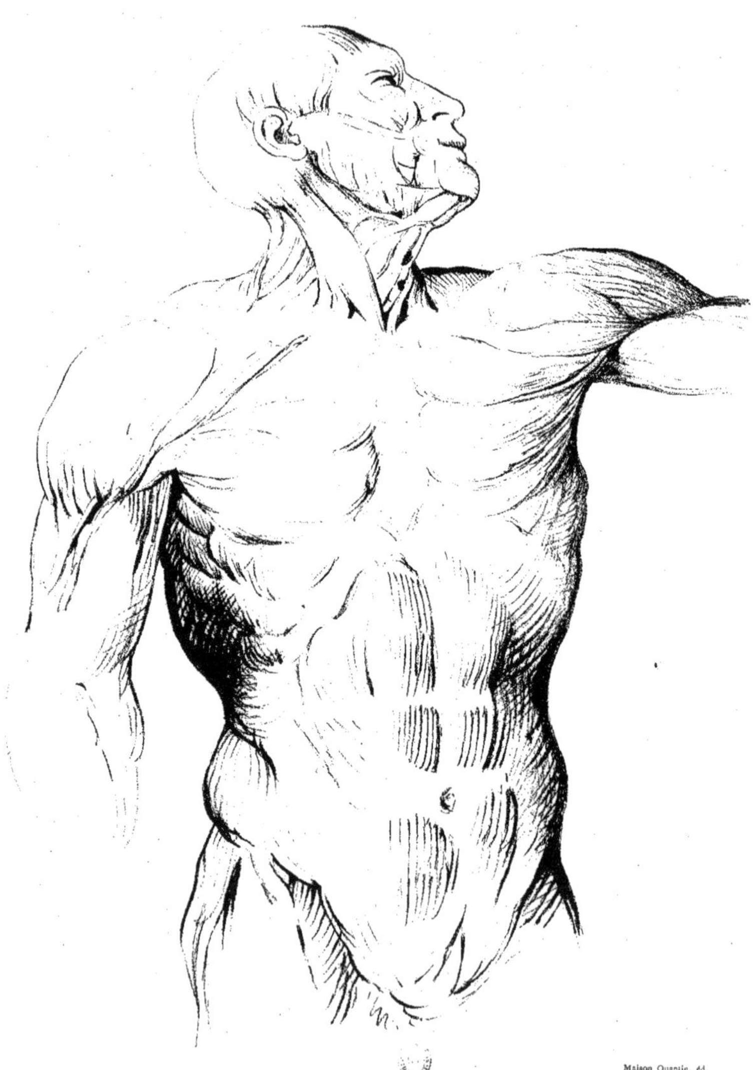

Maison Quantin, éd.

PLANCHE VII

Cette planche reproduit une série de dessins de Léonard de Vinci, tous conservés à Windsor et se rapportant à l'anatomie du cou et de l'épaule.

Fig. A. — Le cou (origine des muscles sterno-cléido-mastoïdiens) et l'épaule (grand pectoral et deltoïde) vus par la face antérieure.

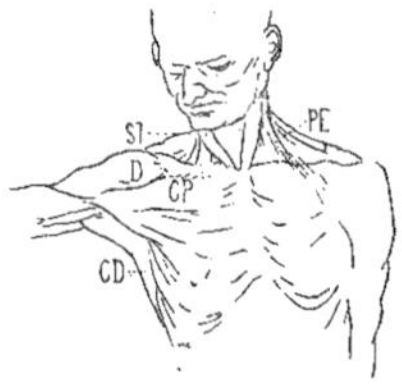

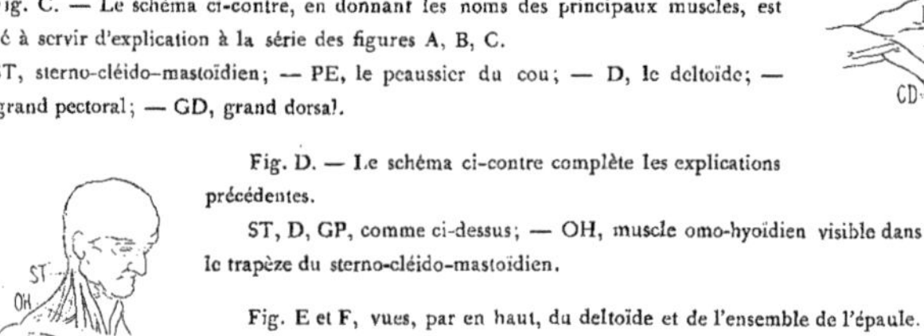

Fig. B. Face latérale du cou : on voit nettement les modelés du sterno-cléido-mastoïdien et du trapèze, séparés par un espace que la clavicule limite en bas.

Fig. C. — Le schéma ci-contre, en donnant les noms des principaux muscles, est destiné à servir d'explication à la série des figures A, B, C.

ST, sterno-cléido-mastoïdien; — PE, le peaussier du cou; — D, le deltoïde; — GP, grand pectoral; — GD, grand dorsal.

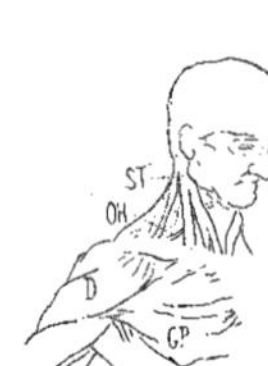

Fig. D. — Le schéma ci-contre complète les explications précédentes.

ST, D, GP, comme ci-dessus; — OH, muscle omo-hyoïdien visible dans l'intervalle qui sépare le trapèze du sterno-cléido-mastoïdien.

Fig. E et F, vues, par en haut, du deltoïde et de l'ensemble de l'épaule.

Fig. G. — Détails des muscles sterno-cléido-mastoïdiens et trapèze et de l'intervalle qui les sépare. (Voir Fig. D.)

Fig. H. — Le cou et la région pectorale.

Fig. I. — L'espace qui est entre le deltoïde et le grand pectoral; la *veine céphalique* est logée dans cet espace.

Fig. J et K. — Le squelette du tronc et des bras. (Voir l'explication de la Planche V.)

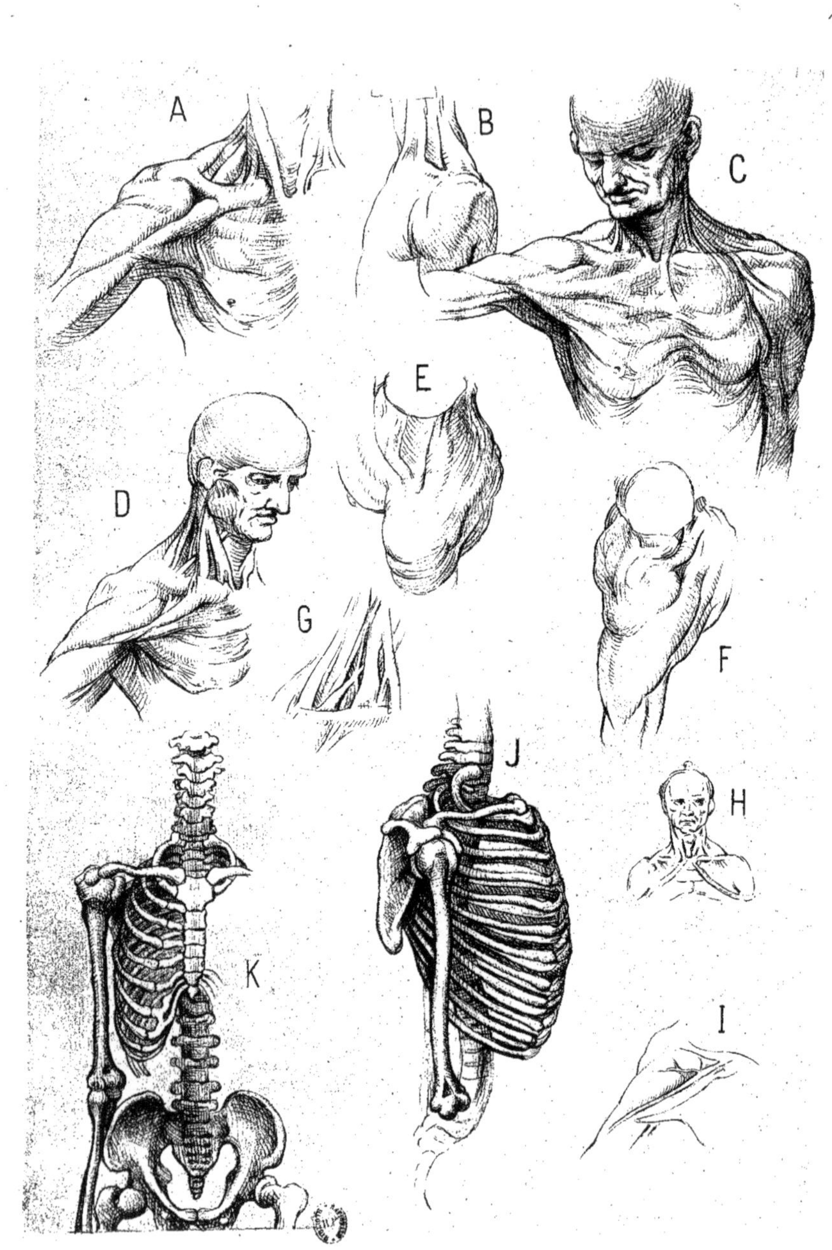
A
B
C
E
D
G
F
J
H
K
I

PLANCHE VIII

Dessins anatomiques de Léonard de Vinci, conservés les uns au musée de Venise (A, B, D, E, F), les autres à Windsor (C).

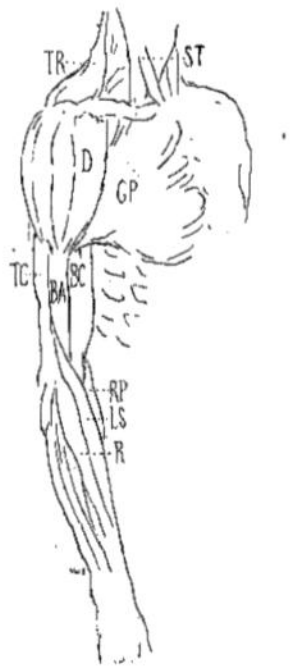

Ces dessins se rapportent, comme ceux de la planche précédente, à la région du cou et de l'épaule; nous renvoyons donc aux explications données pour la planche VII (voyez aussi les planches II et VI); ils comprennent de plus la musculature du bras et de l'avant-bras, pour laquelle nous reproduisons le croquis ci-contre.

Fig. E. — Muscles du cou, de l'épaule, du bras et de l'avant-bras.

TR, trapèze; — ST, sterno-cléido-mastoïdien; — GP, grand pectoral; — D, deltoïde; — TC, triceps brachial; — BA, brachial antérieur; — BC, biceps; — RP, rond pronateur; — LS, long supinateur; — R, les deux radiaux. (Comparer et compléter avec les explications de la Planche III.)

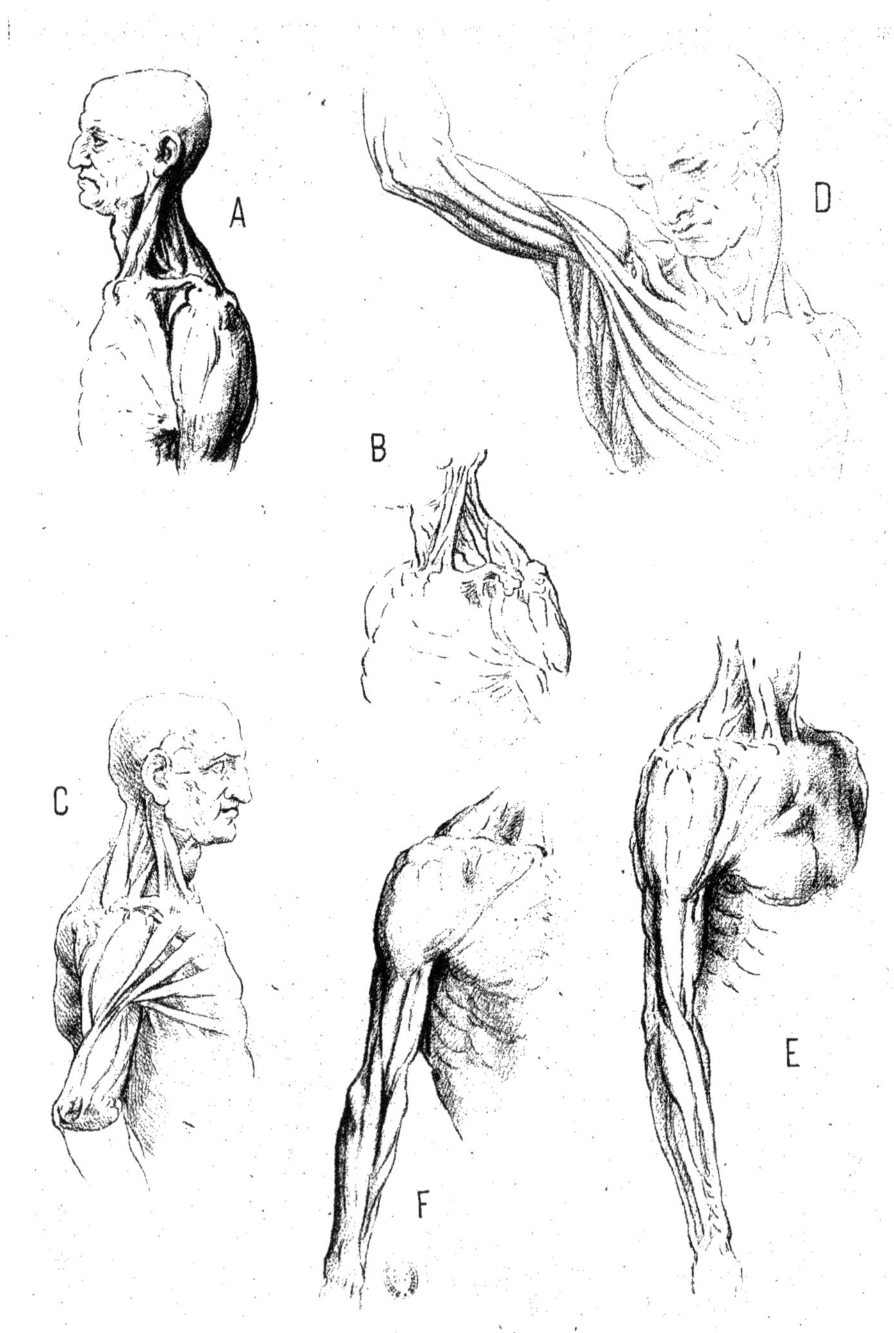
A
D
B
C
F
E

PLANCHE IX

Cette planche est composée d'études de Léonard de Vinci, toutes conservées au musée de Windsor : elles se rapportent toutes à l'anatomie du membre supérieur, et particulièrement de l'épaule et du creux axillaire, dont les parties sont sur quelques figures (A, B, C) très curieusement étudiées.

Fig. A. — Léonard de Vinci s'est plu à décomposer ici, d'une manière schématique, en ses faisceaux constituants, chacun des muscles qui s'attachent à la clavicule : en haut, le sterno-cléido-mastoïdien ; en bas, le grand pectoral et le deltoïde.

Fig. B. — La profondeur du creux de l'aisselle, tel qu'il apparaît après qu'on a enlevé le deltoïde et le grand pectoral.

ST, origine du sterno-cléido-mastoïdien ; — CO, apophyse coracoïde ; — AC, apophyse acromion ; — PP, le muscle petit pectoral ; — GD, le grand dentelé ; — GR, le grand dorsal avec le grand rond ; — PR, le petit rond ; — TR, le triceps brachial ; — CH, le coraco huméral ; — BC, le biceps brachial.

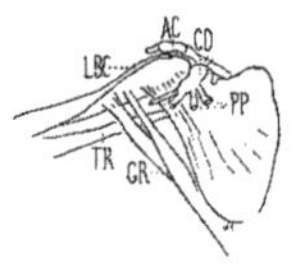

Fig. C. — La même région que dans la figure précédente, après section des muscles qui s'attachent à l'apophyse coracoïde. — CO, apophyse coracoïde ; — PP, ce qui reste (double tendon) du muscle petit pectoral sectionné ; en avant et en dehors, sont de même les tronçons des tendons du coraco-brachial et de la courte portion du biceps ; — GR, muscle grand rond ; — TR, muscle triceps brachial ; — LBC, longue portion du biceps brachial.

Fig. D. — Étude très détaillée des muscles de la région postérieure de l'épaule.

TR, le trapèze détaché de ses insertions inférieures (à la clavicule et à l'épine de l'omoplate) et soulevé ; — CL, la clavicule ; — AC, l'acromion de l'omoplate ; — D, muscle deltoïde ; — TC, triceps brachial ; — GR, grand rond ; — PR, petit rond ; — SOE, muscle sous-épineux ; — SUE, muscle sus-épineux ; — RH, muscle rhomboïde.

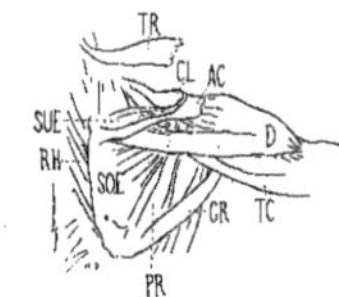

Fig. E, F, G, H. — Ces figures reproduisent, sur le sujet complet (non disséqué), les modelés produits par les muscles étudiés dans les figures précédentes : — Fig. E, belle étude des saillies des muscles sterno-cléido-mastoïdiens, trapèze, deltoïde ; — Fig. F et G, même étude ; — Fig. H, mêmes parties vues par la région postérieure.

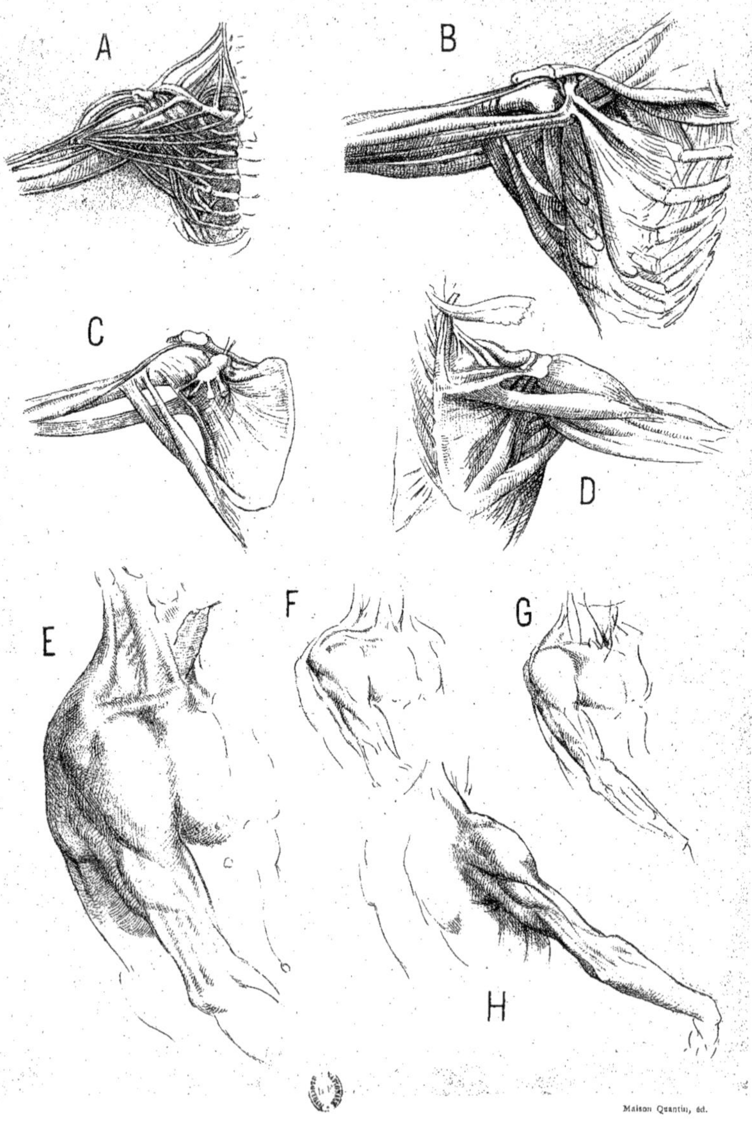

Maison Quantin, éd.

PLANCHE X

Études de Léonard de Vinci sur la musculature de l'épaule, du bras et de l'avant-bras. Dessins conservés à Windsor.

Fig. A. — Muscles du cou (négliger les deux petits faisceaux obliques qui ne sont pas reproduits sur le schéma ci-contre, et qui appartiennent en partie au peaussier), de l'épaule, du bras, et de l'avant-bras en pronation; — ST, sterno-mastoïdien; — TR, trapèze; — D, deltoïde; — GP, grand pectoral; — BC, biceps; — BA, brachial antérieur (sa partie externe); — TC, triceps; — RP, Rond pronateur; — LS, long supinateur; — R, les radiaux externes; — EX, muscles extenseurs des doigts; — TA, tendons des deux radiaux au fond de la tabatière anatomique; — MP_1, la masse du long abducteur et du court extenseur du pouce; — MP_2, le long extenseur du pouce. — L'espace entre les tendons de MP_1 et le tendon MP_2 est la tabatière anatomique.

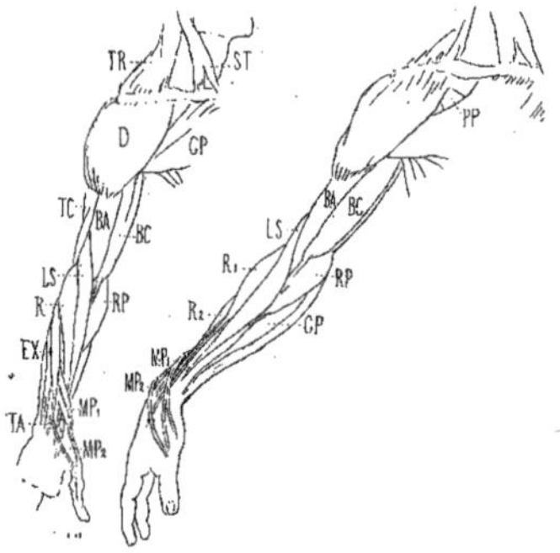

Fig. B. — Muscles du cou, de l'épaule, de la face antérieure du bras et de l'avant-bras en supination; — PP, le petit pectoral apparaissant dans l'interstice entre le grand pectoral et le deltoïde; — BC, biceps; — BA, brachial antérieur; — RP, rond pronateur; — GP, grand palmaire suivi de la masse des muscles épitrochléens; — LS, long supinateur; — R_1 et R_2, premier et second radial; — MP_1 et MP_2 comme dans la figure précédente.

Fig. C, D, E. — Études de la musculature profonde de l'épaule, complétant les figures de la planche précédente. (Voir l'explication de cette planche.)

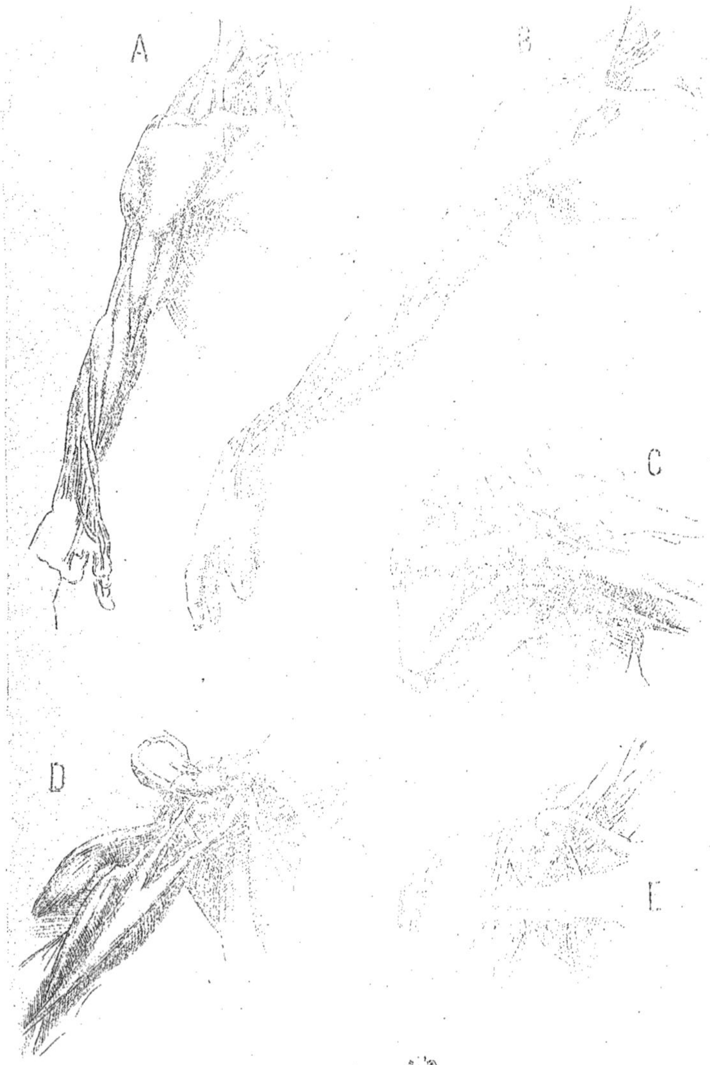

A B C D E

Maison Quantin, éd.

PLANCHE XI

Le squelette et la musculature de l'épaule et du bras : études de Géricault et de Carrache.

Fig. A. — Dessins de Géricault. (Bibliothèque de l'École nationale des Beaux-Arts.) — ST, le sternum (son extrémité supérieure); — CL, la clavicule; — AC, l'acromion de l'omoplate (voir la figure B); — CO, apophyse coracoïde de l'omoplate; — CG, cavité glénoïde de l'omoplate; — T, tête de l'humérus avec sa coulisse bicipitale en CB. — A l'extrémité inférieure de l'humérus, le condyle (C) avec l'épicondyle (EC), la trochlée (T) avec l'épitrochlée (ET); la cavité coronoïde (CC).

Fig. B (Géricault). — Les mêmes os, vus par la face postérieure; en bas, la cavité olécrânienne, à la place de la cavité coronoïde.

Fig. C. (Géricault.) — Les mêmes os, en rapport en bas avec le radius et le cubitus; le cubitus se prolonge en haut par l'apophyse olécrâne.

Fig. D. — Muscles de l'épaule et du bras, vus par la face externe. (Voir l'explication de la figure E de la planche VIII.)

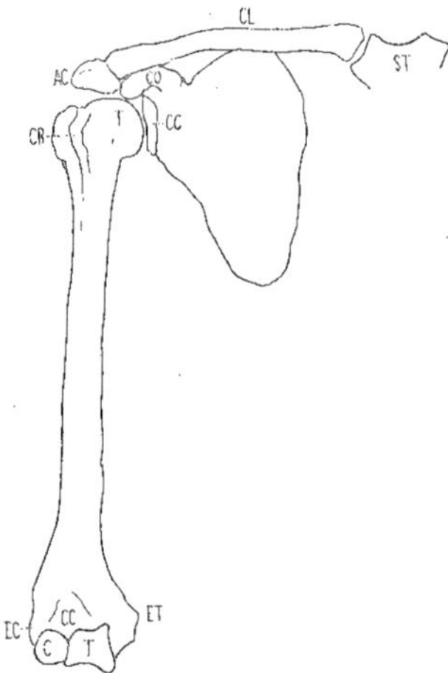

Fig. E. (D'après A. Carrache.) — Les saillies musculaires du dos, de l'épaule et du bras. (Voir l'explication des figures de la planche IV.)

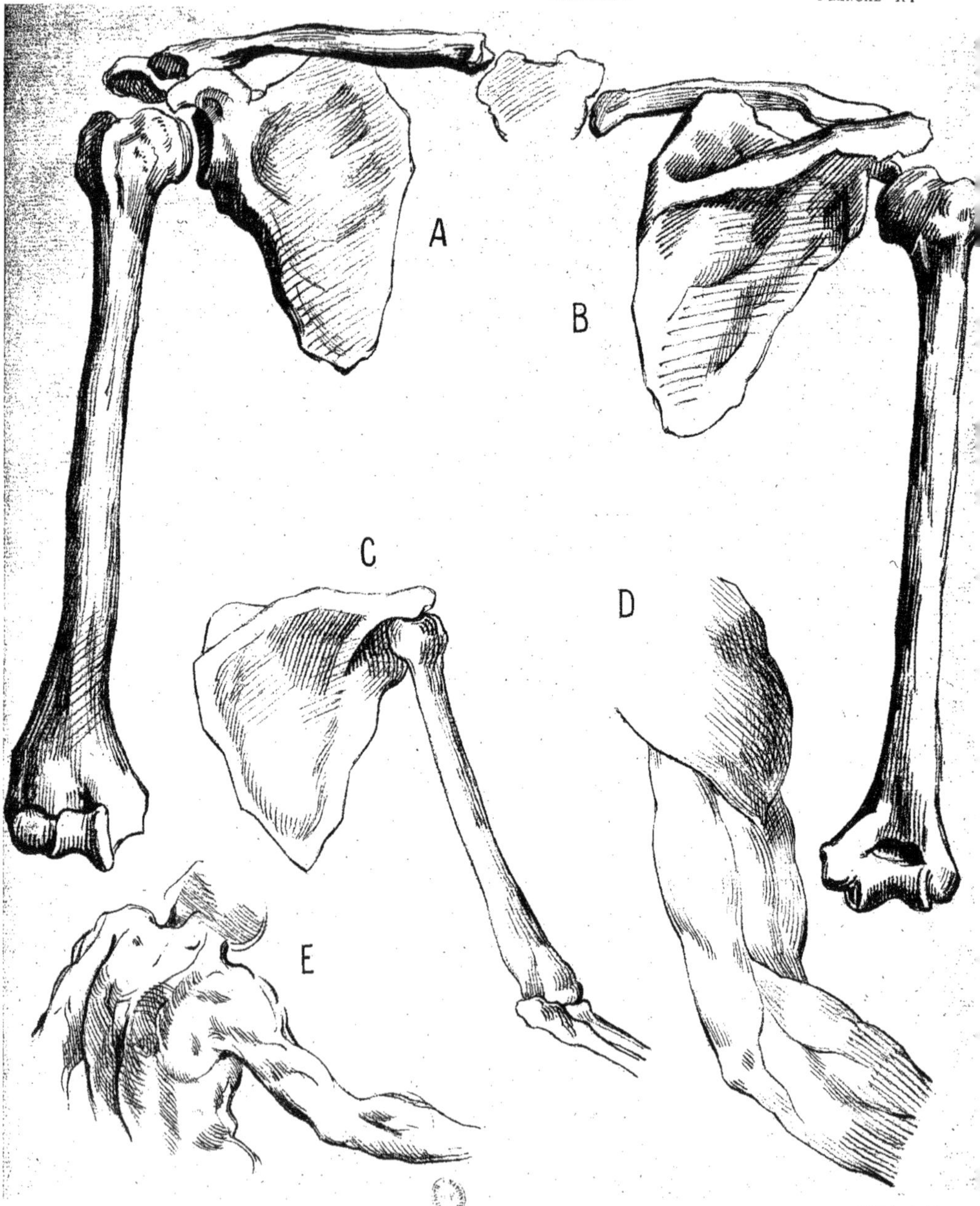

A

B

C

D

E

Maison Quantin, éd.

PLANCHE XII

Études du squelette et de la musculature du bras; dessins de Géricault. (École nationale des Beaux-Arts.) — Fig. A et B, le bras élevé par la contraction du deltoïde; — Fig. C et D, le bras abaissé.

Fig. A. — Muscles de l'épaule et du bras, face antérieure; — D, deltoïde; — GP, grand pectoral; — GD, grand dorsal; — CO, muscle coraco-huméral; — BC, biceps brachial; — TC, triceps; — BA, brachial antérieur; — LS, long supinateur; — RP, rond pronateur suivi de la masse des muscles épitrochléens.

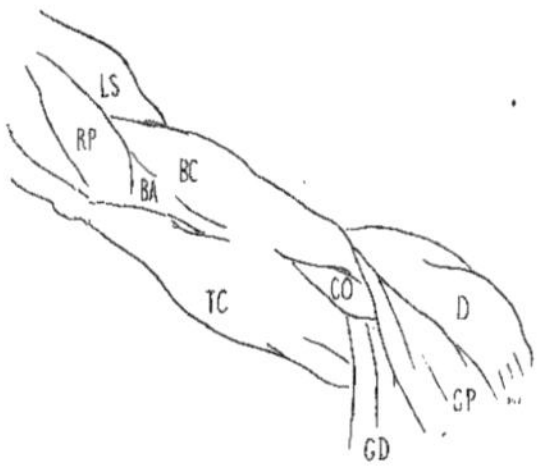

Fig. B. — Le squelette de l'étude représentée par la figure précédente. (Voir l'explication de la figure A de la planche XI.)

Fig. C. — Mêmes muscles que dans la figure A; en bas, au niveau du pli du coude, la saillie de l'épitrochlée est très nettement accusée, avec l'origine de la masse des muscles épitrochléens.

Fig. D. — Squelette correspondant à l'écorché de la figure précédente.

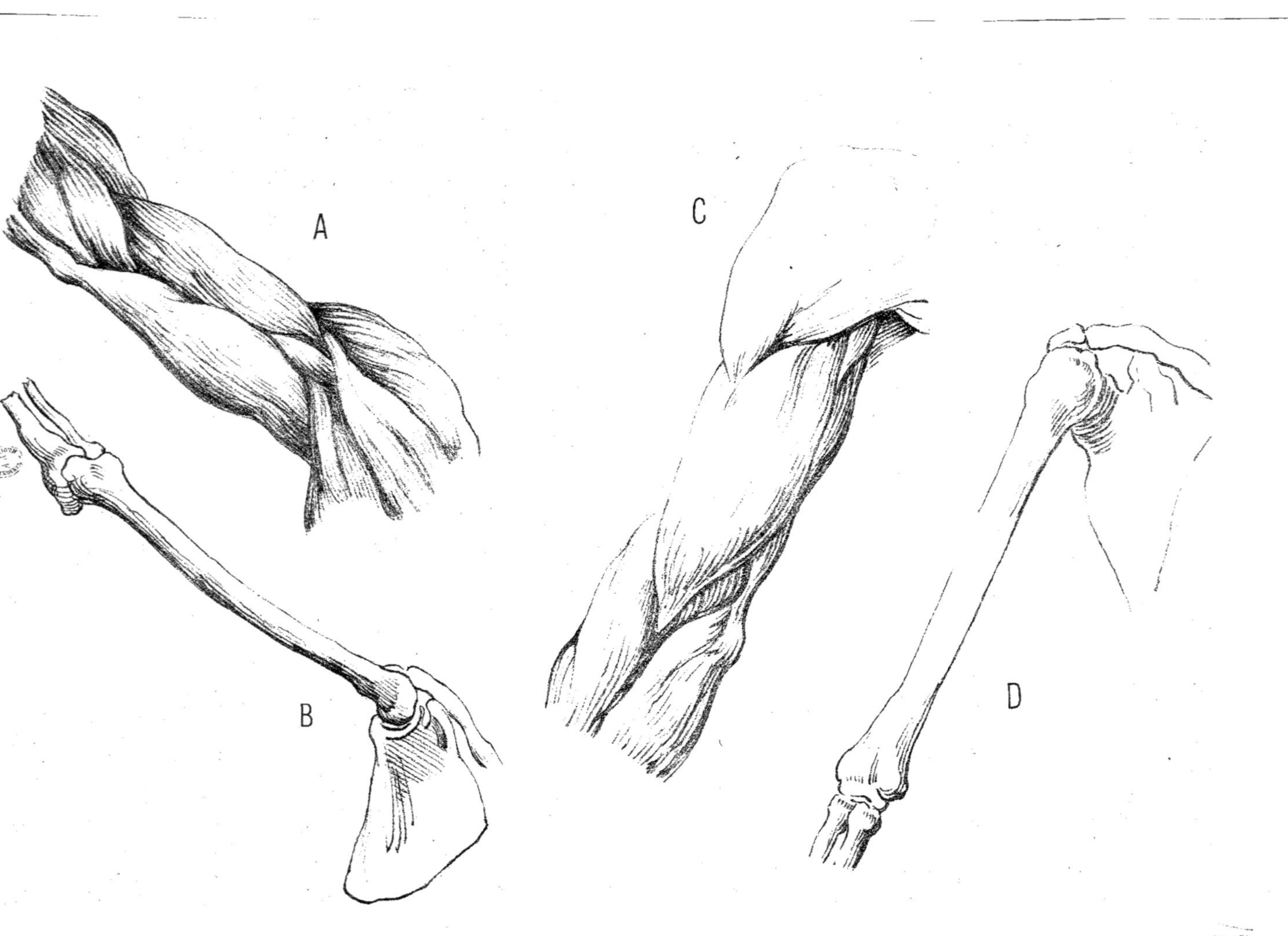
A
B
C
D

PLANCHE XIII

Études de la musculature du membre supérieur et de la face, par Léonard de Vinci (fig. A à F) et Michel-Ange (fig. G). (British Museum.)

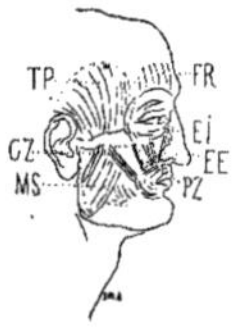

Fig. A et B. — Muscles de la face : FR, frontal; — TP, temporal (muscle masticateur); — MS, masséter (muscle masticateur); — GZ, grand zygomatique; — PZ, petit zygomatique; — EE, muscle élévateur externe de la lèvre supérieure; — EI, muscle élévateur interne de la lèvre supérieure (et de l'aile du nez).

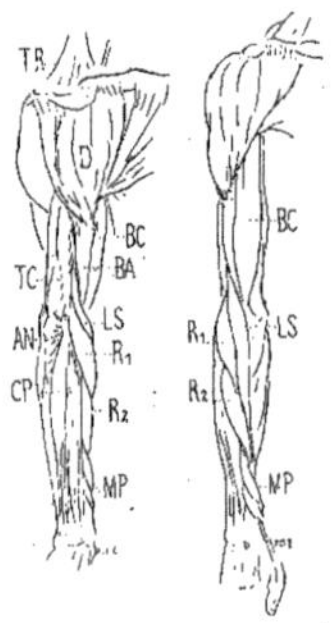

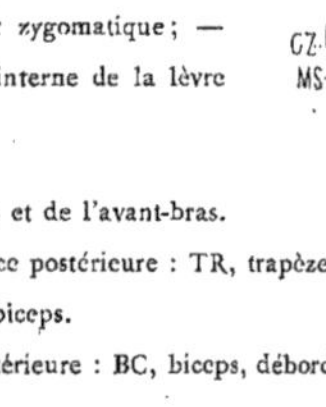

Fig. C, D, E, F. — Muscles de l'épaule, du bras et de l'avant-bras.

Dans la figure C, l'avant-bras est vu par la face postérieure : TR, trapèze; — D, deltoïde; — TC, triceps; — BA, branchial antérieur; — BC, biceps.

Dans la figure E, le bras est vu par la face antérieure : BC, biceps, débordé de chaque côté par le brachial antérieur.

Dans ces deux figures, l'avant-bras est en demi-pronation (fig. E) ou en pronation complète (fig. C); — LS, long supinateur; — R_1, R_2, les deux radiaux; — CP, cubital postérieur; — MP, long abducteur et court extenseur du pouce; comparer avec les figures A et B de la planche X.

Fig. G. — Dessin de Michel-Ange. Il offre spécialement une belle étude des modelés musculaires de la face postérieure de l'avant-bras droit, pour laquelle on pourra se reporter à l'explication des figures C et E.

Fig. H. — La paume de la main (Léonard de Vinci); on y voit non seulement les tendons des fléchisseurs des doigts, mais encore les nerfs (nerf médian et cubital) fournissant les collatéraux des doigts.

Fig. I. — Ici ce sont les branches artérielles (arcade palmaire) qui ont été particulièrement mises en évidence.

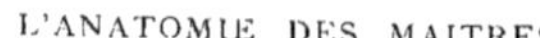

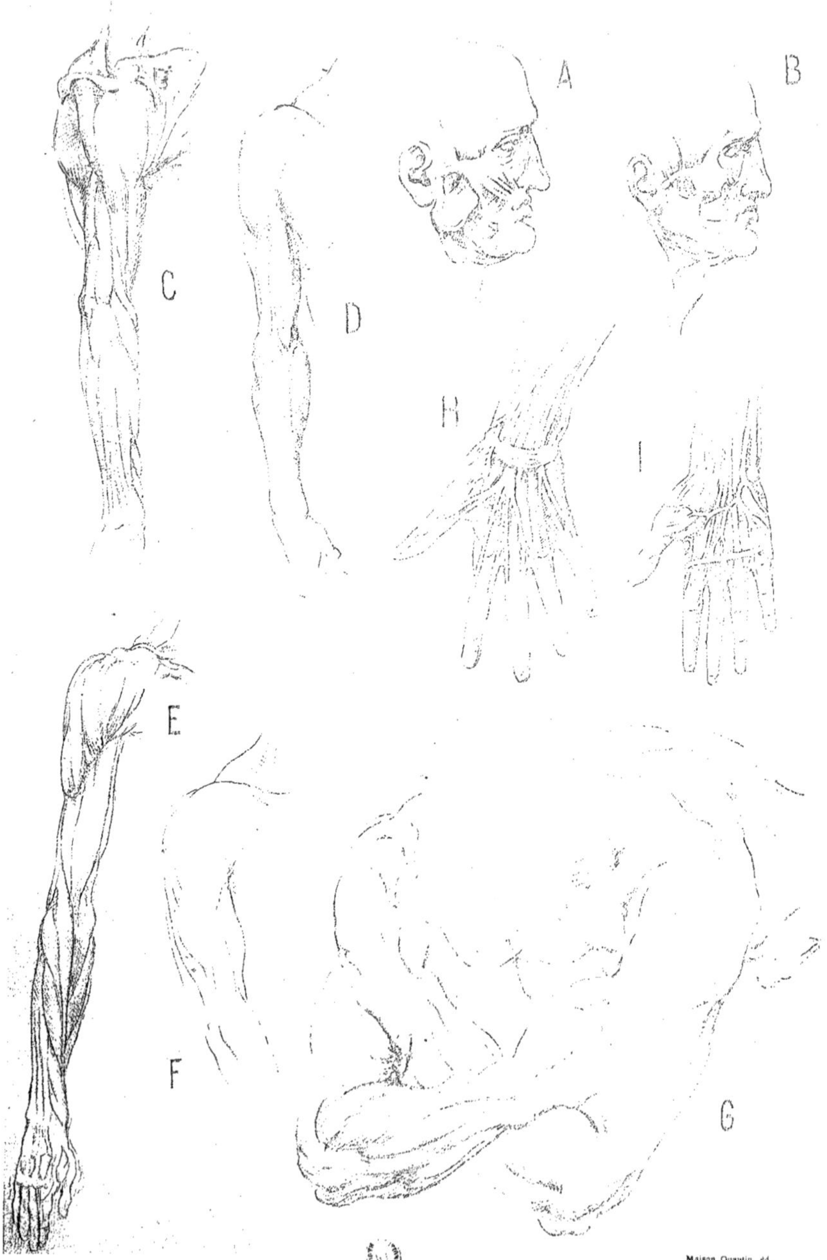

Maison Quantin, éd.

PLANCHE XIV

Série d'études de Michel-Ange. (Musée de Vienne.) Ces études sont du plus grand intérêt, car elles nous montrent les préoccupations de l'artiste à propos de chaque saillie musculaire, qu'il note d'un signe spécial, afin d'établir une concordance entre ce que donne l'analyse du modèle vivant et celle de l'écorché. Ces signes de renvoi sont les mêmes pour chaque figure, de sorte qu'il sera facile de retrouver l'interprétation de chaque dessin d'après l'explication que nous donnons de la figure A en particulier.

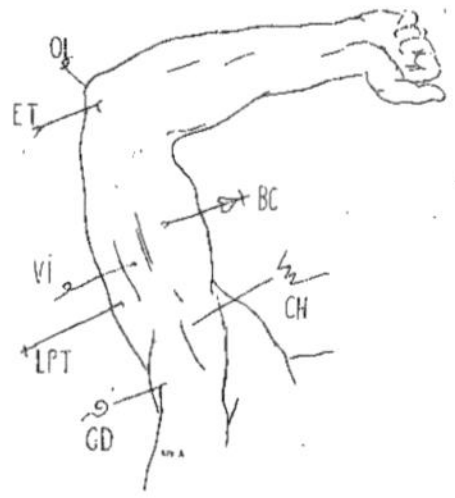

Fig. A. — Le membre supérieur élevé, avec l'avant-bras fléchi (contraction du biceps) et se présentant par sa face antérieure.

GD, muscle du grand dorsal; — CH, muscle coraco-brachial ou coraco-huméral; — BC, muscle biceps; — LPT, longue portion du triceps brachial; — VI, vaste interne du triceps; — ET, saillie de l'épitrochlée; — OL, saillie de l'olécrâne.

Fig. B. — Mêmes parties, mais l'avant-bras légèrement tourné de façon à se présenter par son bord interne.

Fig. C. — L'épaule et la racine du bras : saillies du deltoïde, du biceps et du grand dorsal.

Fig. D. — Mêmes parties, mais avec le bras porté en avant, de sorte qu'on aperçoit très nettement la région du grand rond et grand dorsal.

Fig. E. — Comme la figure A.

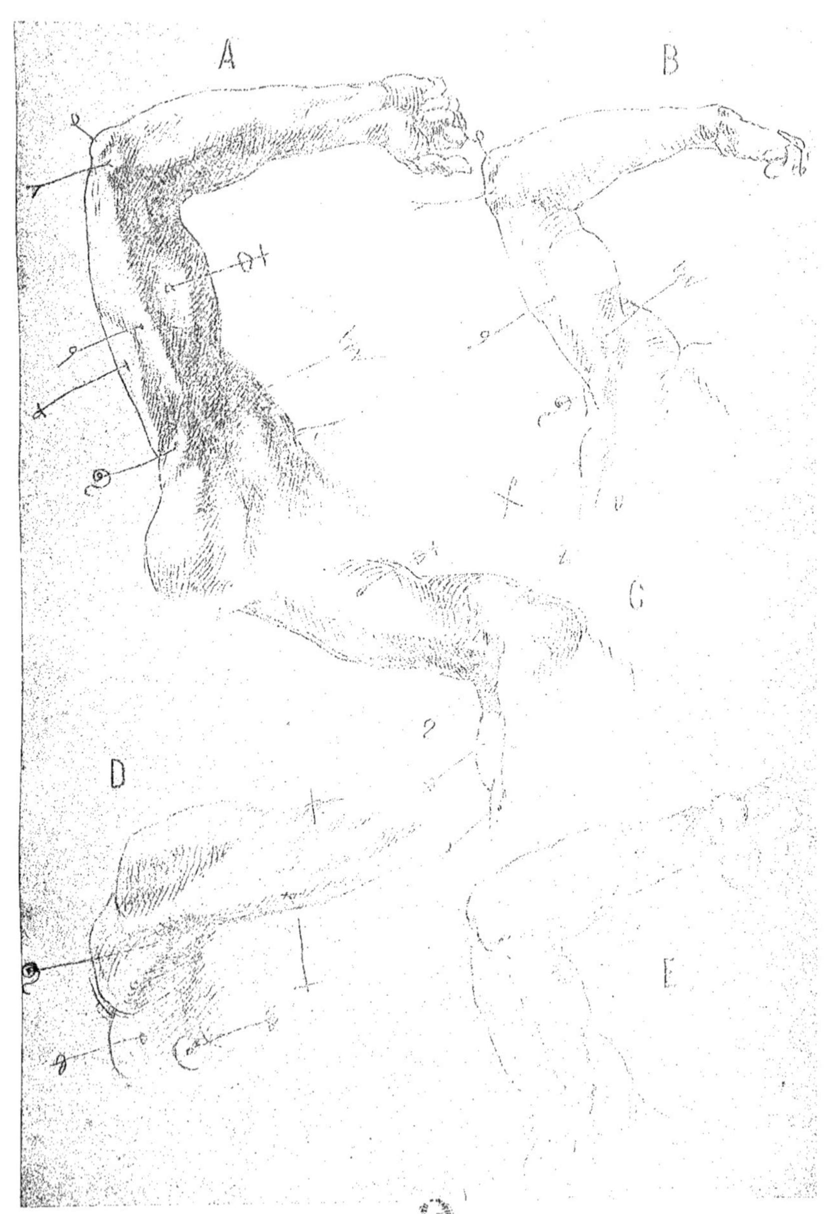
A
B
C
D
E

PLANCHE XV

Études de Géricault (Bibliothèque de l'École nationale des Beaux-Arts) sur le squelette et la musculature de l'avant-bras.

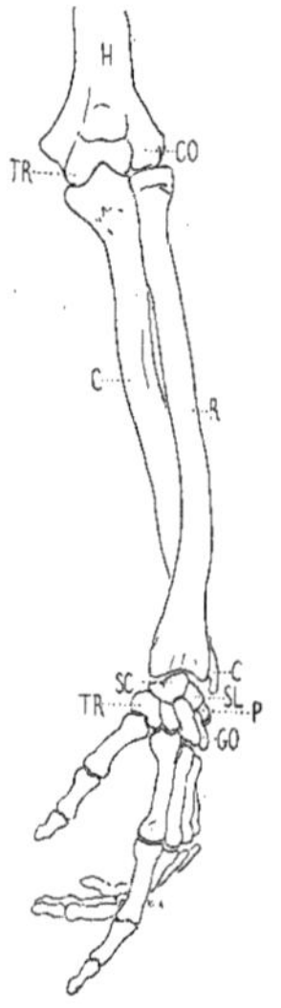

Fig. A. — Squelette de l'avant-bras droit en pronation : H, corps de l'humérus; — CO, condyle; — TR, trochlée; — C, cubitus; — R, radius; — SC, scaphoïde; — SL, semi-lunaire; — P, pyramidal; — TR, os trapèze (seconde rangée du carpe); — GO, grand os du carpe. — Au-dessous sont les métacarpiens et les phalanges des doigts.

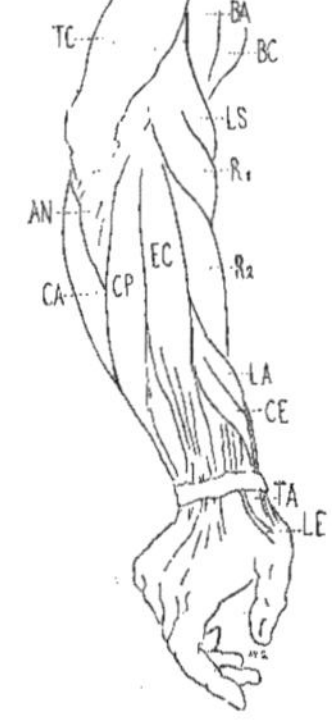

Fig. B. — Os de l'avant-bras, vus par la face latérale externe, en pronation (le radius croise le cubitus).

Fig. C et D. — Squelette et muscles de l'avant-bras, en supination (radius parallèle au cubitus), face postérieure : TC, triceps; — BA, brachial antérieur; — BC, biceps; — LS, long supinateur; — R_1, R_2, premier et second radial externe; — LA, long abducteur du pouce; — CE, court extenseur du pouce; — LE, long extenseur du pouce; — TA, tabatière anatomique; — EC, extenseur commun des doigts; — CP, cubital postérieur; — AN, anconé; — CA, cubital antérieur. Comparez avec les figures A et B de la planche X, et avec les figures C et E de la planche XIII.

Fig. E. — Mêmes muscles, mais dans l'attitude de la demi-pronation de l'avant-bras.

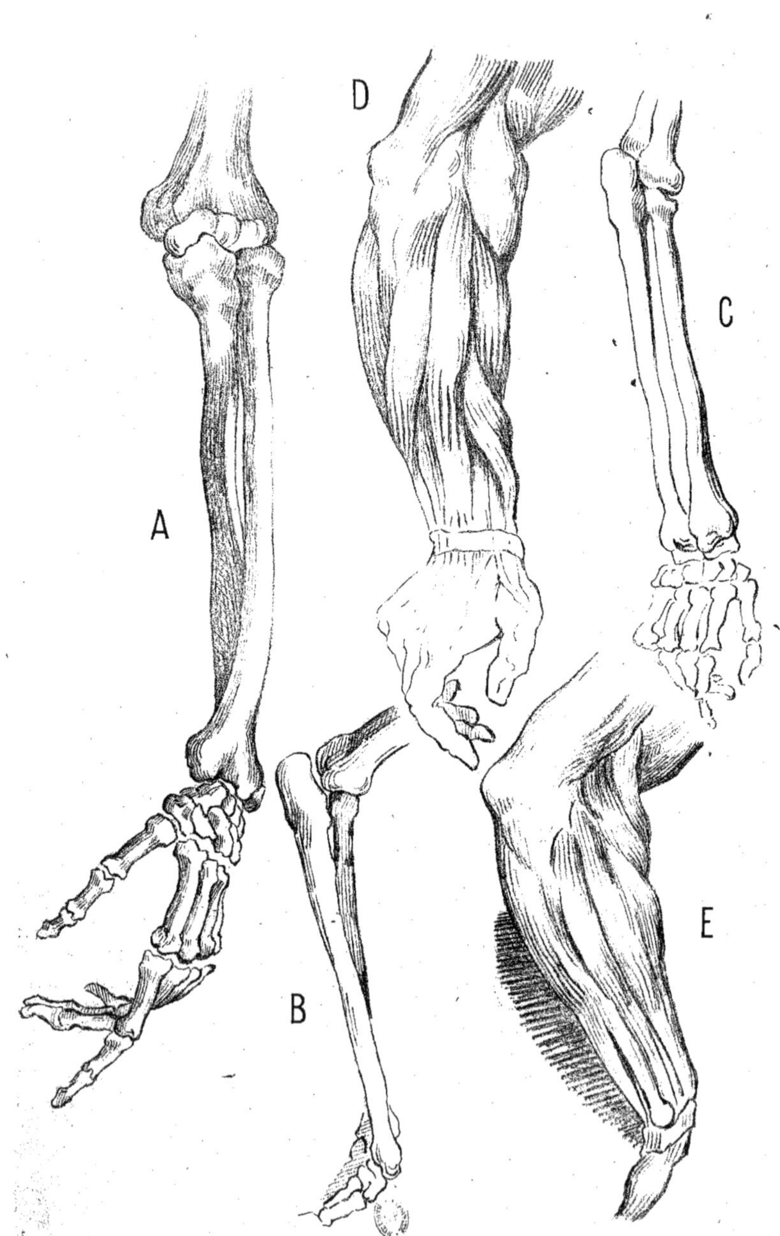
D
C
A
E
B

PLANCHE XVI

Etudes du squelette et de la musculature du dos, d'après Léonard de Vinci, Michel-Ange, Raphaël et Géricault.

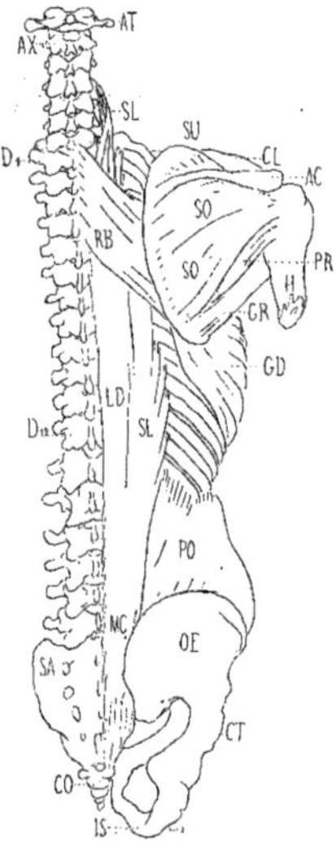

Fig. A. — Dessin de Léonard de Vinci (Windsor) : colonne vertébrale, cage thoracique, omoplates et humérus.

Fig. B. — Dessin de Géricault. (Bibliothèque de l'École nationale des Beaux-Arts.) — AT, atlas ou première vertèbre cervicale; — AX, axis ou seconde vertèbre cervicale; — D_1 et D_{12}, première et douzième vertèbres dorsales; — SA, os sacrum; — CO, os coccyx; — OE, l'os iliaque (fosse iliaque externe) et en bas successivement la cavité cotyloïde (CT) et la tubérosité de l'ischion IS; — CL, clavicule; — H, humérus; — AC, acromion.

Muscles : les muscles superficiels sont élevés (trapèze, grand dorsal) pour montrer les muscles profonds. — RB, rhomboïde; — LD, long dorsal; — SL, sacro-lombaire; — SU, sus-épineux; — SO, sous-épineux; — PR, petit rond; — GR, grand rond; — GD, grand dentelé; — PO, petit oblique de l'abdomen (mis à découvert par l'ablation du grand oblique).

Fig. C. — Dessin de Michel-Ange. (Voir Leroux d'Agincourt, *Op. cit.*, tome VI, planche 78.)

Fig. D. — Dessin de Raphaël. Cette étude de la musculature du dos fait partie d'une feuille qui a figuré en 1879, à l'exposition des dessins des maîtres anciens, et qui, dans le catalogue descriptif (page 29) de cette exposition, est décrite dans les termes suivants : « — N° 109. Santi (Raffaelo). Quatre figures d'hommes nus en diverses attitudes. L'un est vu de dos..... Collection Lagoy, Barni, Reiset. — Appartient à M. le duc d'Aumale. »

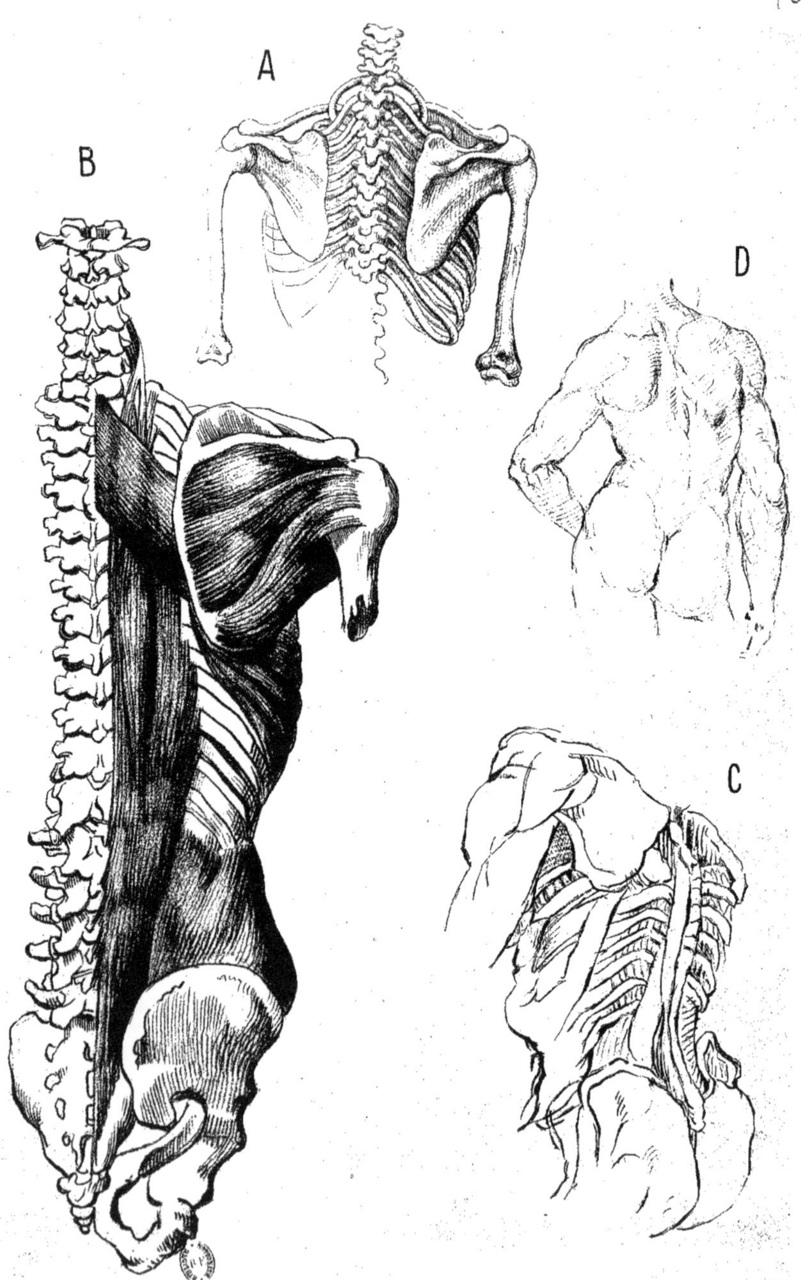
A
B
D
C

PLANCHE XVII

Études de Géricault (Bibliothèque de l'École nationale des beaux-arts) sur les muscles superficiels et profonds du dos.

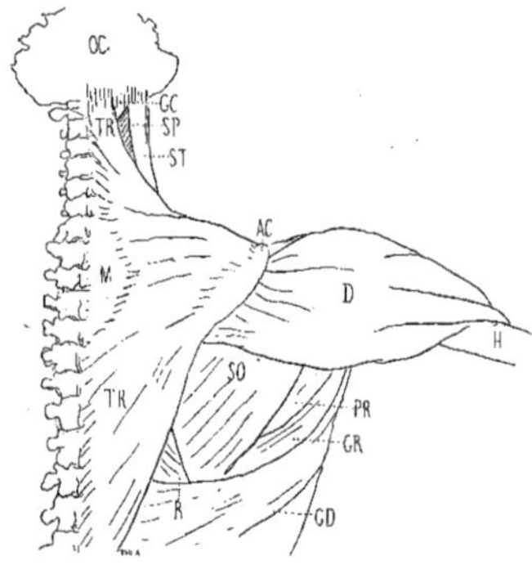

Fig. A. — Muscles superficiels du dos. — OC, os occipital; — TR, le muscle trapèze, avec son méplat elliptique (M) au niveau des dernières vertèbres cervicales et des premières dorsales, et ses insertions à l'acromion (AC) — D, deltoïde; — H, humérus; — GD, muscle grand dorsal; — GR, grand rond; — PR, petit rond; — SO, muscle sous-épineux; — R, le rhomboïde, dont une faible partie apparaît dans l'interstice triangulaire limité par le trapèze, le grand dorsal, et le bord spinal de l'omoplate. — De même, en haut, au cou, on voit apparaître, entre le trapèze et le sterno-mastoïdien (ST), une faible étendue des muscles grand complexus (GC) et splénius (SP).

Fig. B. — Le muscle grand dorsal, complètement isolé par l'ablation de tous les muscles voisins, de sorte qu'il est facile de saisir d'un coup d'œil l'ensemble de ses faisceaux qui tous convergent vers l'humérus.

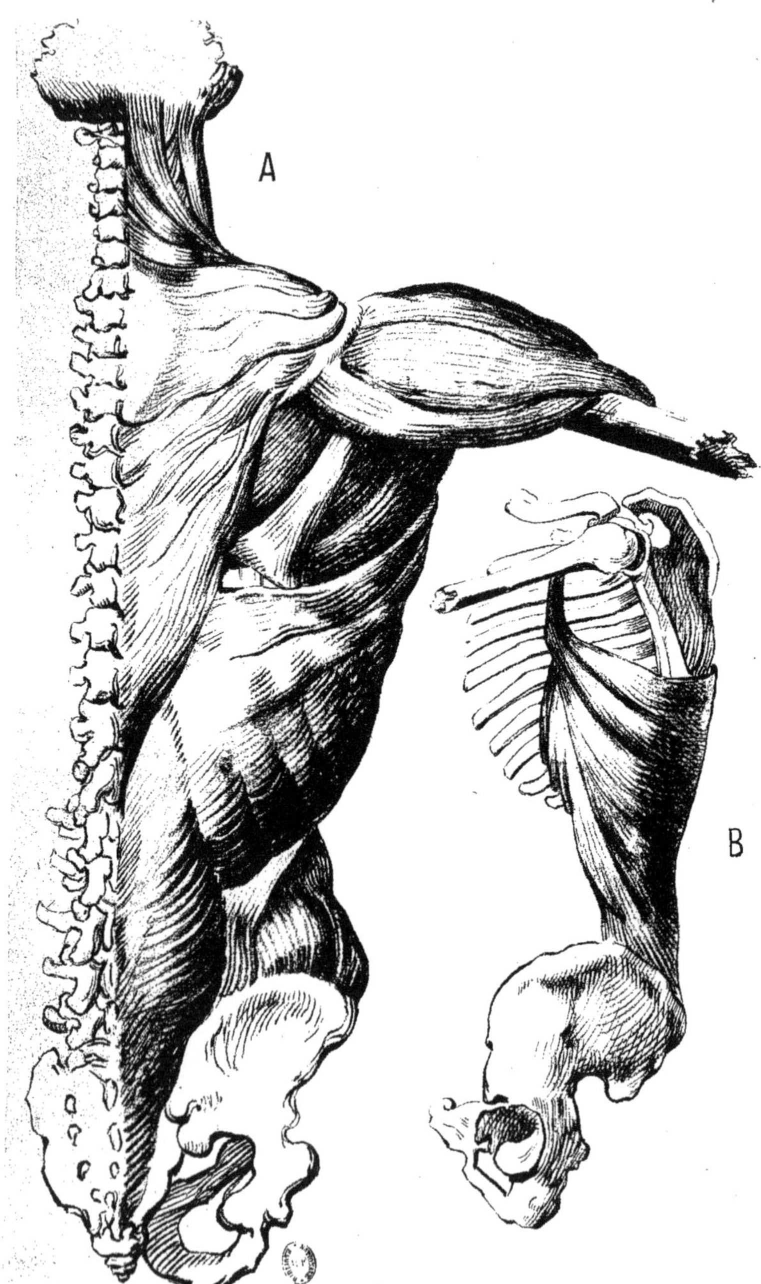
A
B

PLANCHE XVIII

Dessins de Géricault. (Bibliothèque de l'École Nationale des Beaux-Arts.) Dans chacune de ces figures, comme dans la fig. B de la planche XVII, Géricault s'est attaché à ne représenter qu'un ou deux muscles, complètement isolés par l'ablation des muscles voisins, de sorte que d'un coup d'œil il est facile de saisir l'ensemble du muscle. C'est pourquoi il nous a paru inutile d'ajouter ici des schémas explicatifs.

Fig. A. — Étude du muscle grand dentelé. — L'omoplate a été soulevée et renversée en arrière, pour montrer l'insertion du grand dentelé à tout le bord spinal de cet os. — D'autre part on voit ce muscle aller s'attacher, par neuf digitations, aux neuf premières côtes. — Sur la moitié inférieure de la figure, le muscle petit oblique de l'abdomen, mis à nu par l'ablation du grand oblique (voir la figure suivante); de plus, l'indication du muscle grand droit antérieur de l'abdomen.

Fig. B. — Le muscle grand oblique de l'abdomen; ses digitations supérieures, qui s'attachent aux cinq, six, sept, huit et neuvième côtes, s'entre-croisent (lorsque tous les muscles sont en place) avec les digitations correspondantes du muscle grand dentelé.

Fig. C. — Le muscle grand pectoral. — A gauche ses insertions claviculaires, sternales et costales; — à droite, la convergence des faisceaux vers l'humérus, où ils s'attachent, par un tendon lamelliforme, à la lèvre externe de la coulisse bicipitale.

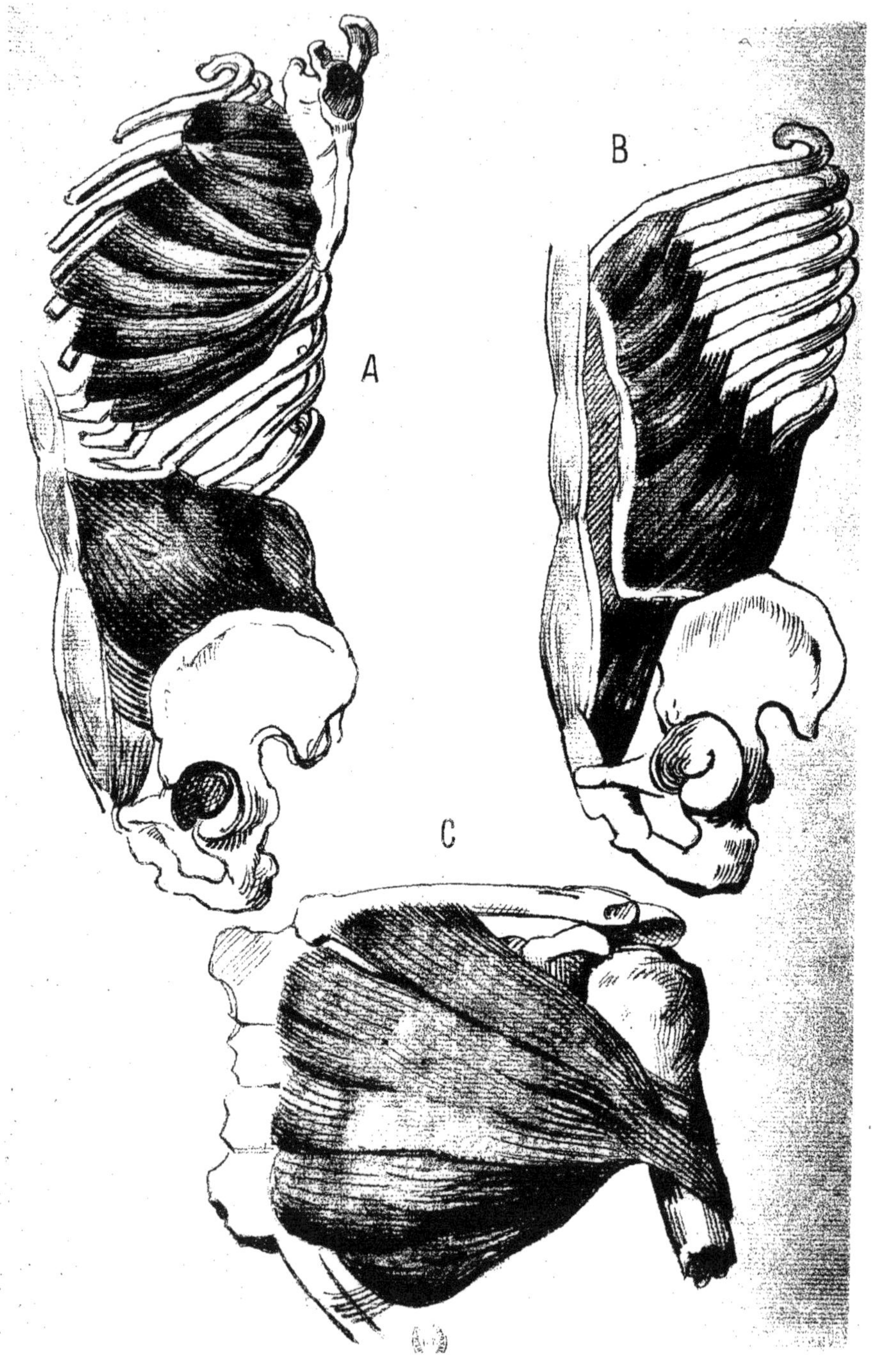
B
A
C

PLANCHE XIX

Études de la musculature du tronc et du membre supérieur (Michel-Ange et F. Barocci).

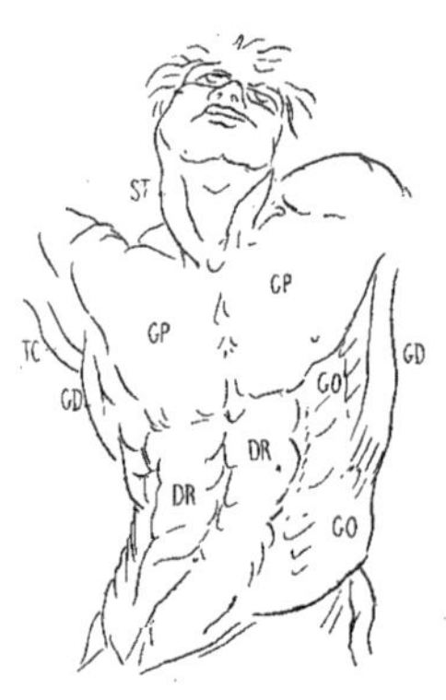

Fig. A. — Dessin de Michel-Ange. (Musée de Vienne.) — ST, sterno-cléido-mastoïdien; — GP, GP, les grands pectoraux; — TC, triceps brachial; — GD, grand dorsal; — DR, DR, droit antérieur de l'abdomen; — GO, GO, grand oblique de l'abdomen. (Voir la figure B de la planche XVIII.)

Fig. B. — Dessin de Michel-Ange. (Musée de Vienne.) Mêmes parties, vues par la face latérale droite.

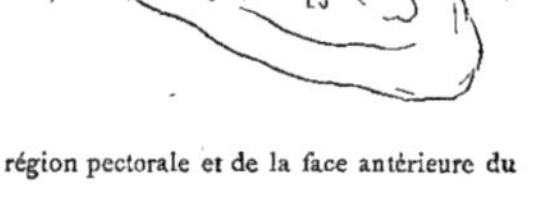

Fig. C. — Dessin de Michel-Ange. (British Museum.) Muscles de l'épaule et du bras; — TR, trapèze et son insertion à l'épine de l'omoplate (EO); — D, deltoïde; — R, rhomboïde; — BC, biceps brachial; — BA, brachial antérieur; — TC, triceps brachial; — LS, long supinateur.

Fig. D. — Dessin de F. Barocci (Florence, Uffizi); modelés musculaires de la région pectorale et de la face antérieure du bras et de l'avant-bras. (Voir les explications des fig. A et C, planche VII.)

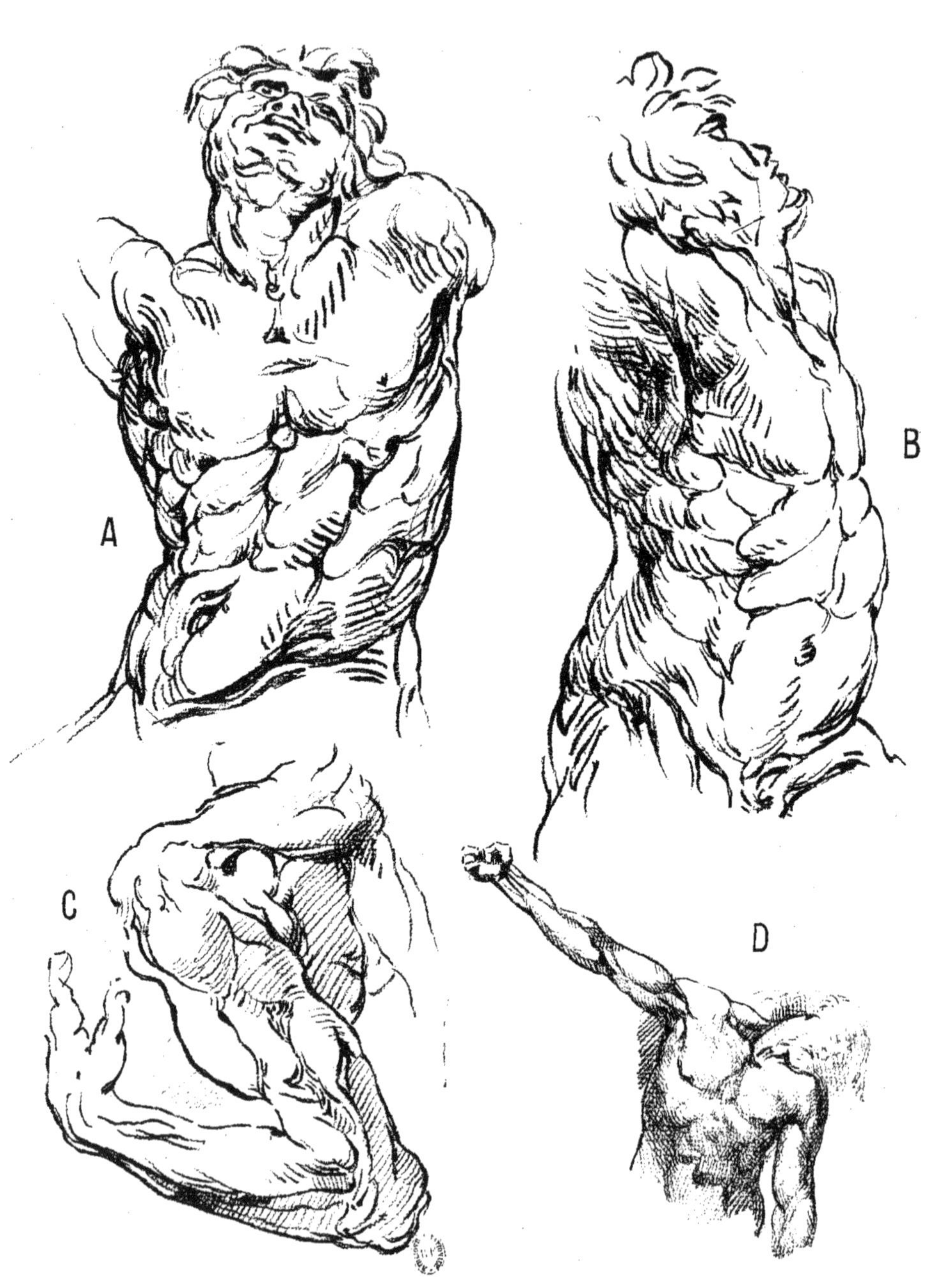
A
B
C
D

PLANCHE XX

Quatre études anatomiques de Raphaël. (Musée de Lille.)

Fig. A. — Cet écorché complet, vu par la face latérale droite, présente une indication si nette des masses musculaires, qu'il peut se passer de toute explication, autres que celles déjà données pour les planches précédentes. Ainsi : — Pour l'épaule, où est énergiquement indiquée la contraction du deltoïde, voir la fig. D, pl. IX. — Pour le bras et l'avant-bras, voir la fig. C, pl. XIII. — Comparer le grand dentelé, dont les digitations se dessinent au-dessous du creux de l'aisselle, avec le même muscle dans la fig. A, pl. XVIII. — Pour la musculature des membres inférieurs, voir les planches XXIV et XXV.

Fig. B. et C. — L'avant-bras droit vu par la face antérieure, en supination. — Comparer avec la fig. F, pl. VIII, et avec la fig. F, pl. XIII.

Fig. D. — Le pied, par la partie latérale externe. (Voir les figures C et D, pl. XXVI.)

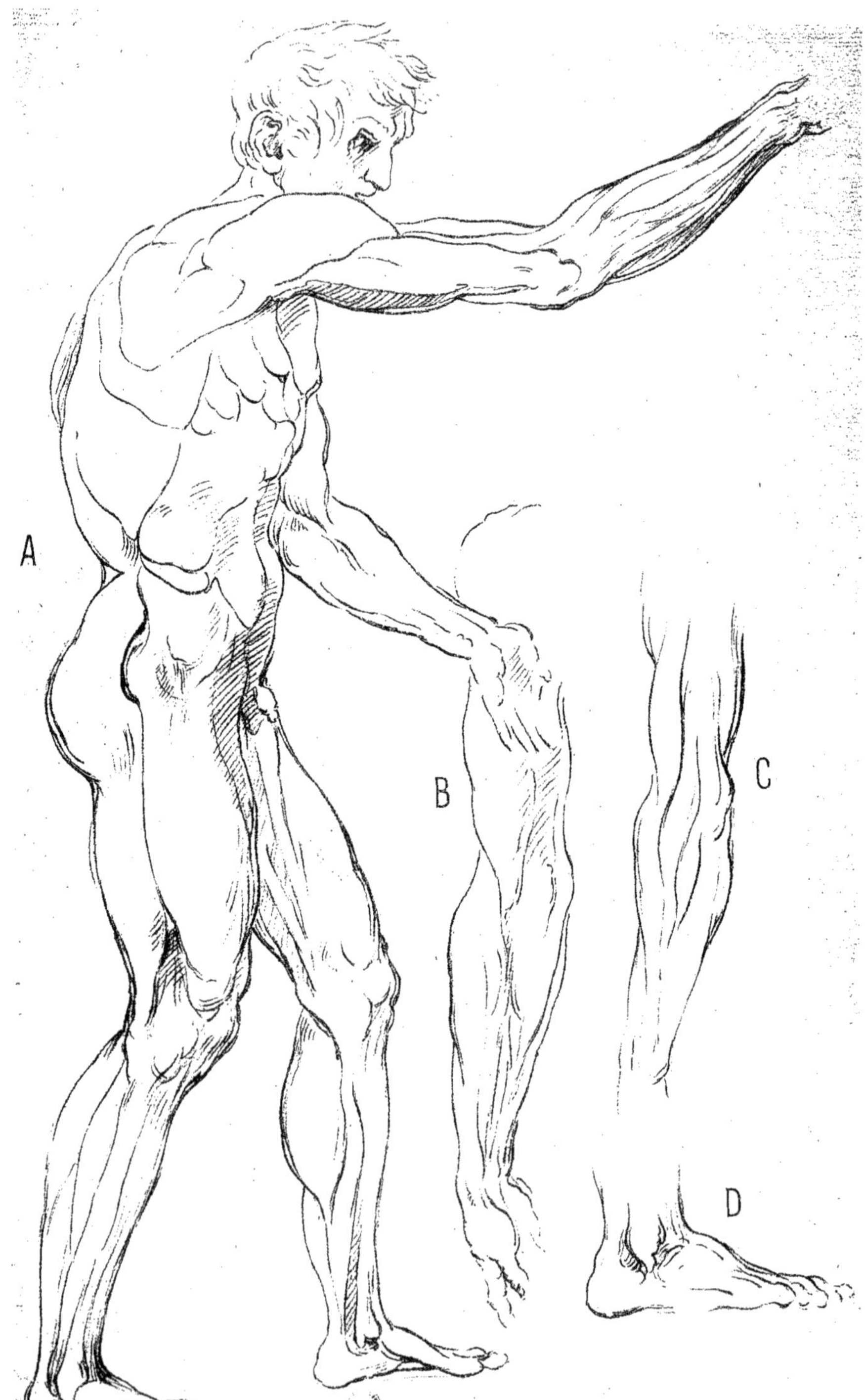
A
B
C
D

PLANCHE XXI

Études de Michel-Ange (Musée de Florence) sur la musculature des membres inférieurs.

Nous avons cru devoir grouper dans cette planche ces études qui sont d'une admirable puissance ; mais l'indication des modelés musculaires y est, pour la plupart, faite trop en masses pour qu'il y ait lieu à une explication détaillée avec figurés schématiques. Cependant un intéressant exercice consistera à faire l'analyse de ces formes en se reportant aux figures qui, dans les planches suivantes, donnent une étude plus précise et plus détaillée des mêmes parties, ainsi que nous allons l'indiquer pour chaque dessin de la présente planche.

Fig. A. — Face latérale interne du genou droit. (Voir la fig. G de la pl. XXV.)

Fig. B. — Face antérieure du genou droit. (Voir les fig. C et D de la pl. XXIV.)

Fig. C. — Vue en raccourci de la jambe droite.

Fig. D. — Cuisse droite, vue par la région antéro-externe. (Comparer avec les figures de la planche suivante.)

Fig. E. — La partie inférieure de l'abdomen et les cuisses. (Voir la fig. A, pl. XIX, et la fig. D, pl. XXIV.)

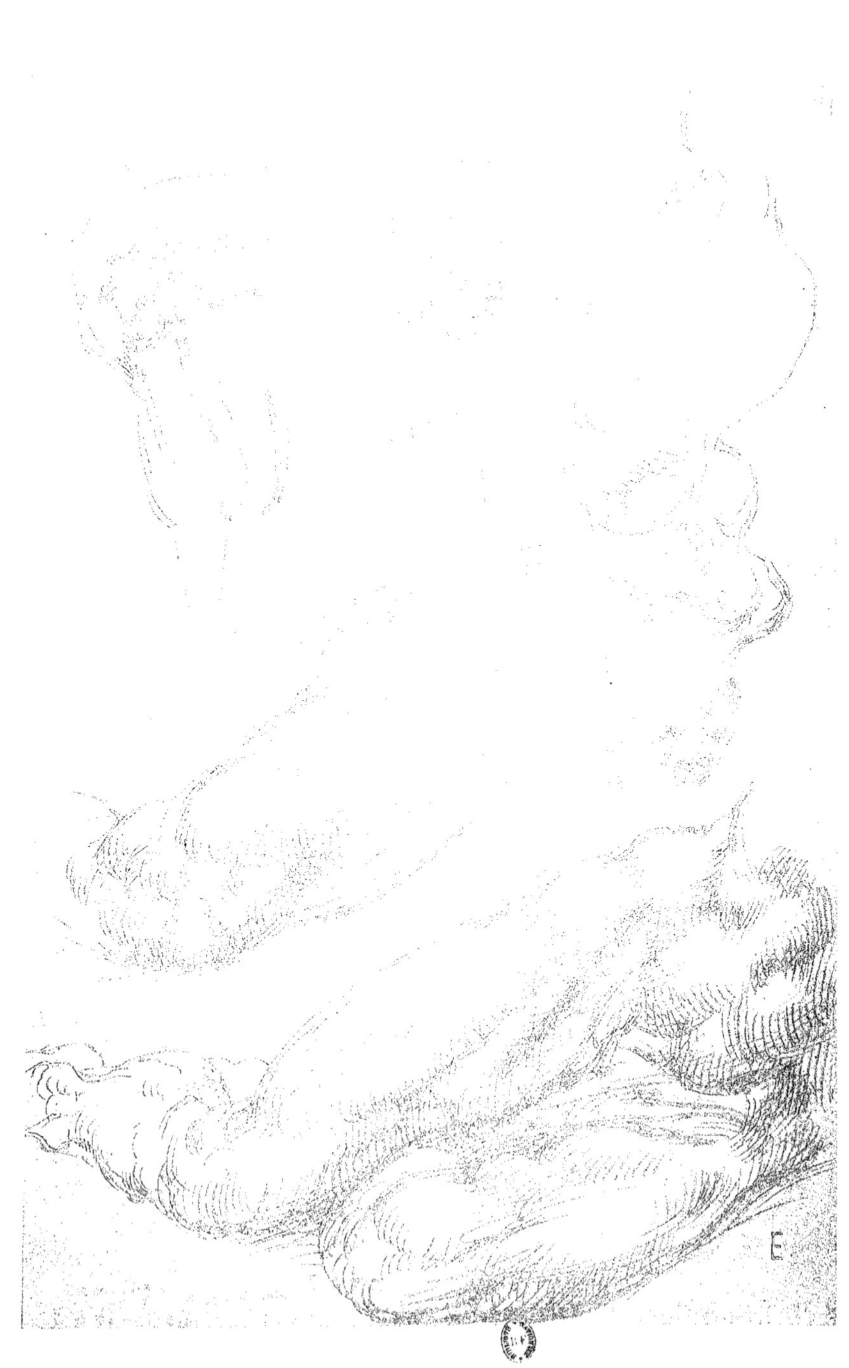

PLANCHE XXII

Études de la musculature des membres inférieurs par Michel-Ange et Raphaël. Ces études ont déjà des indications plus précises et se prêtent mieux que celles de la planche précédente à une analyse que nous donnons, à l'aide de dessins schématiques, pour les figures B et C.

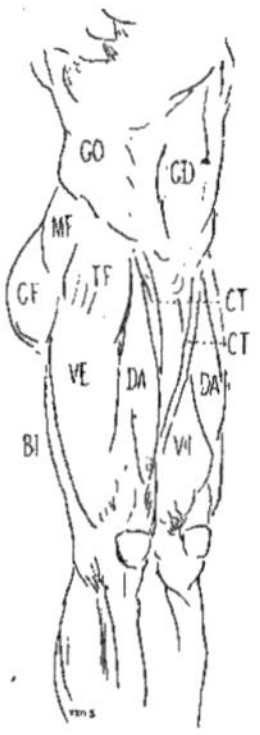

Fig. A. — Dessin de Michel-Ange (Florence, Uffizi); face latérale externe du genou droit. — Belle indication du biceps crural et de son insertion à la tête du péroné. — Voir la fig. D de la pl. XXIV.

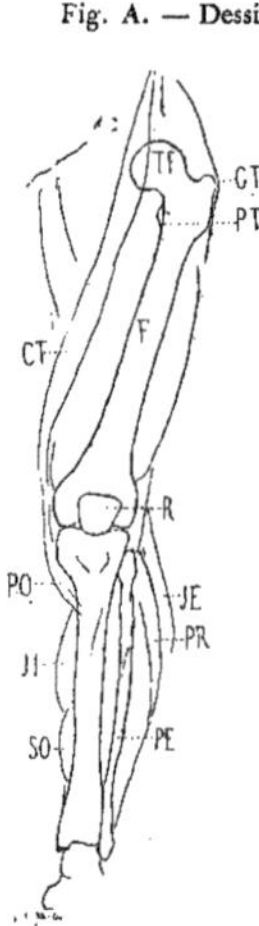

Fig. B. — Dessin de Raphaël (Académie de Venise). — GO, muscle grand oblique de l'abdomen. — GD, grand droit de l'abdomen. — TF, tenseur du fascia lata; — MF, moyen fessier; — GF, grand fessier; — VE, vaste externe du triceps crural; — DA, droit antérieur de la cuisse; — CT, muscle couturier; — VI, vaste interne; — BI, biceps crural.

Fig. C. — Dessin de Michel-Ange (Oxford). — F, corps de l'os fémur; — TF, tête du fémur; — GT, son grand trochanter et PT, son petit trochanter; — R, rotule; — CT, muscle couturier; — PO, la masse des tendons de la patte d'oie; — JI et JE, jumeaux interne et externe; — SO, soléaire; — PR, muscles péroniers latéraux; — PE, os péroné, en dehors de l'os tibia.

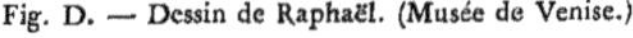

Fig. D. — Dessin de Raphaël. (Musée de Venise.)

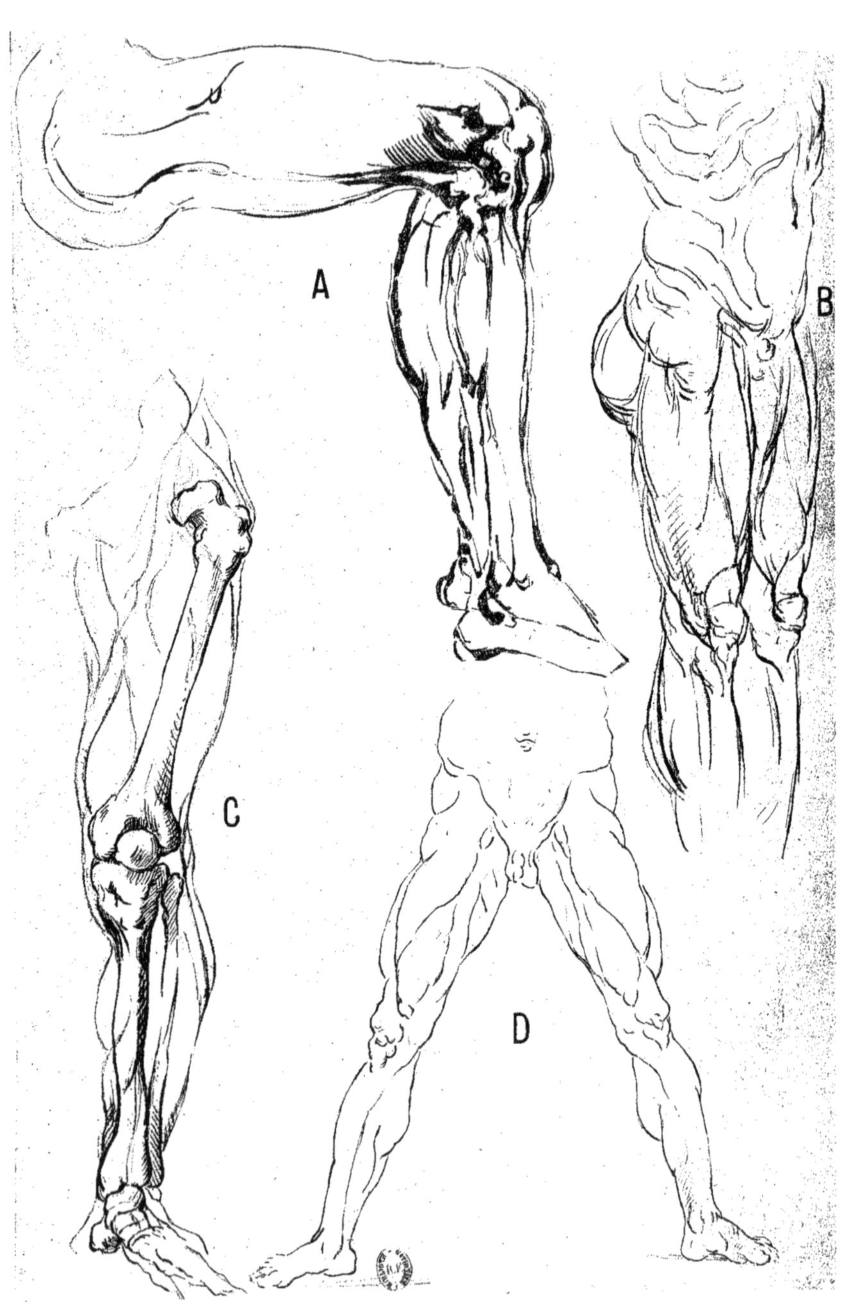
A
B
C
D

PLANCHE XXIII

Squelette et écorché du membre inférieur par Léonard de Vinci et Michel-Ange.

Fig. A, B, C, dessins de Léonard de Vinci. (Milan. — Bibliothèque Ambrosienne.) Le bassin, le fémur, les os de la jambe, — Sur la fig. B, la rotule pend, avec le tendon du triceps, rattachée au tibia par le ligament rotulien; — sur la fig. C, une ligne indique la direction de l'ensemble des muscles antérieurs de la cuisse.

Fig. D et F. — Dessins de Léonard de Vinci. (*Ibid.*) — Modelés musculaires des régions externes de la cuisse et de la jambe. — Voir la fig. B de la pl. XXII.

Fig. F. — Dessin de Léonard de Vinci (musée de Venise). — Face antérieure de la cuisse (voir fig. D, pl. XXIV) et de la jambe.

Fig. G et H. — Dessins de Michel-Ange. (Florence-*Uffizi.*) — Remarquer avec quelle netteté est marqué le muscle couturier sur la cuisse droite de la fig. G.

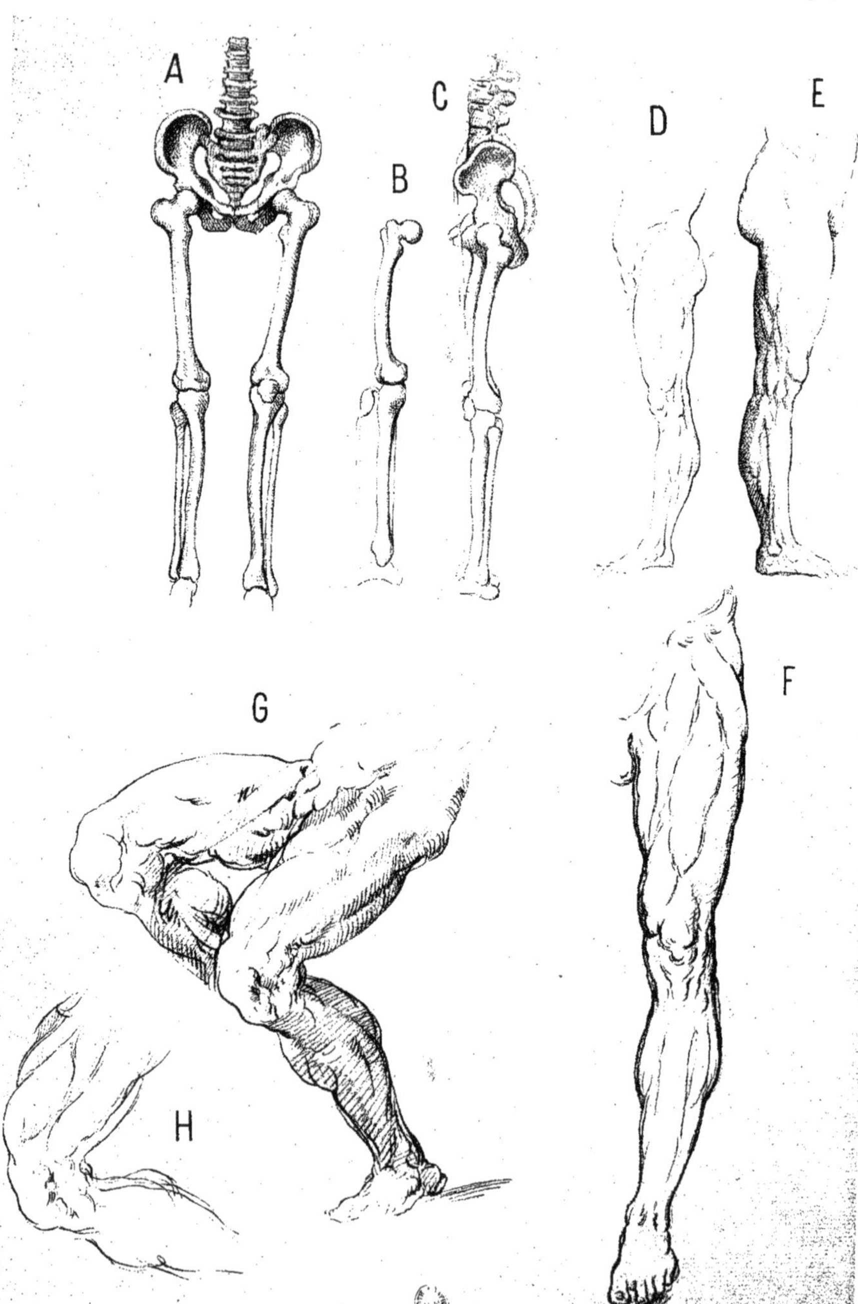
A
B
C
D
E
F
G
H

PLANCHE XXIV

Le fémur et les muscles de la cuisse, par Géricault. (Bibliothèque de l'École nationale des Beaux-Arts.)

Fig. A et B. — Le fémur (face externe) et les muscles externes de la cuisse. — GF, grand fessier; — MF, moyen fessier; — TF, tenseur du fascia lata; — AP, aponévrose fascia lata; — DA, droit antérieur; — VE, vaste externe du triceps crural; — BI, biceps fémoral.

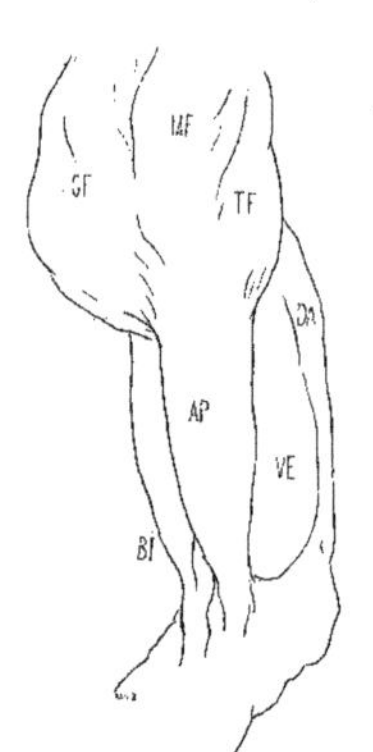

Fig. C et D. — Le fémur (face antérieure) et les muscles antérieurs de la cuisse; — MF, moyen fessier; — TF, tenseur du fascia lata; — CT, couturier; — PI, le psoas-iliaque; — PE, le muscle pectiné; — AD_1, le premier adducteur; — GI, le muscle grêle interne ou droit interne; — DA, droit antérieur; — VI et VE, vaste interne et vaste externe; — AP, aponévrose fascia lata; — BI, biceps crural; — CF, condyle interne du fémur; — T, plateau interne du tibia; — PO, la patte d'oie; — JA, extrémité supérieure du muscle jambier antérieur.

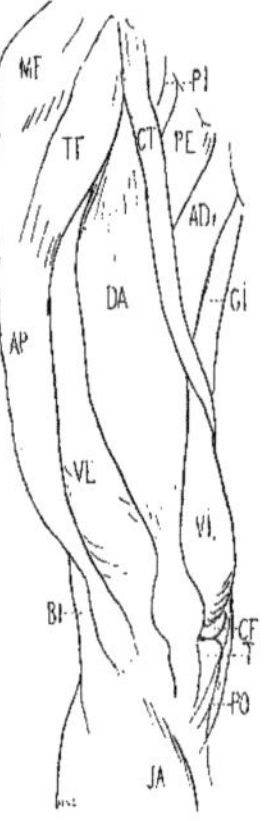

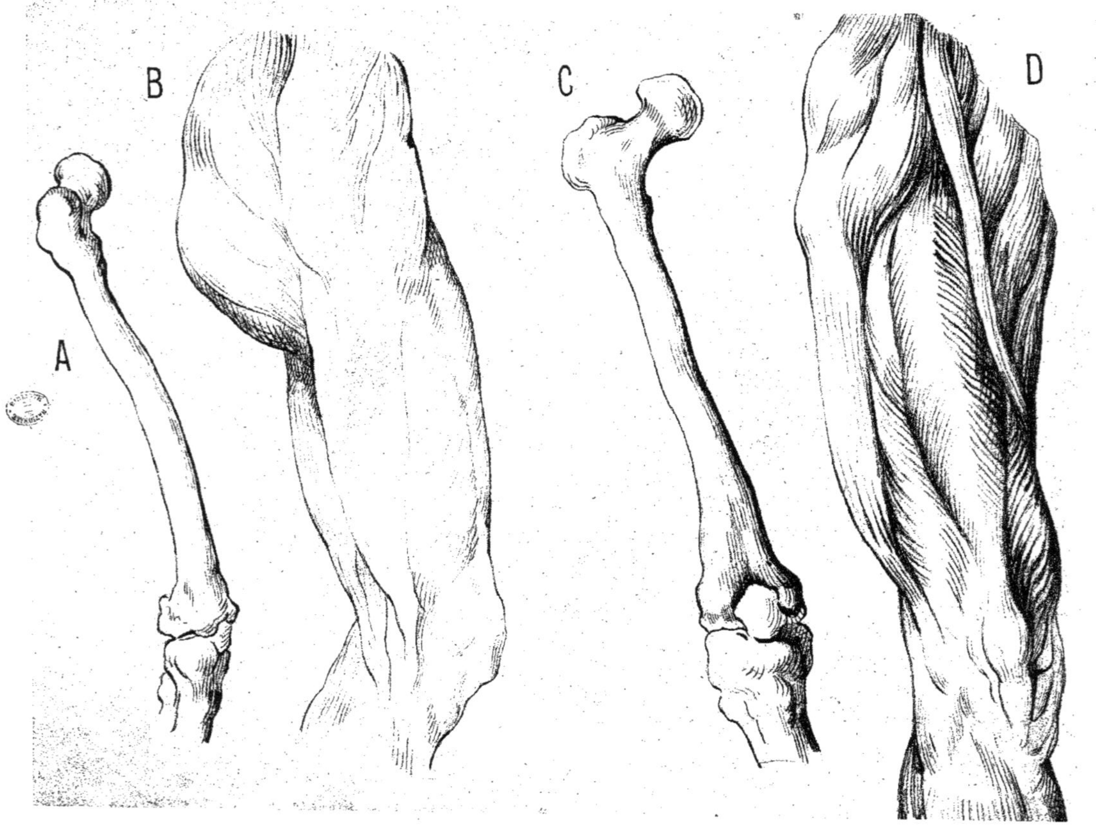
A
B
C
D

PLANCHE XXV

Dessins de Léonard de Vinci, Michel-Ange et Géricault.

Fig. A et B. — Squelette du crâne et de la face. (Géricault, Bibliothèque de l'École nationale des Beaux-Arts.) — FR, os frontal, — PA, pariétal; — OC, occipital; — TE, temporal, avec son apophyse mastoïde (MAS); — SP, sphénoïde; — N, os propre du nez; — MA, os malaire; — MS, os maxillaire supérieur; — MI, maxillaire inférieur avec son apophyse coronoïde (C) et son condyle articulaire (CO).

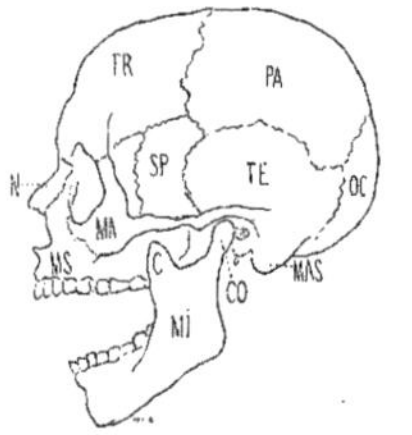

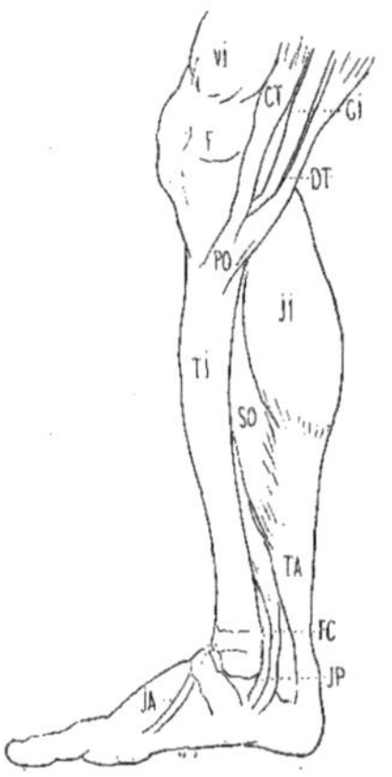

Fig. C. — Dessin de Michel-Ange (musée de Venise).

Fig. D et G. — Squelette de la jambe. (Dessins de Géricault, Bibliothèque de l'École des Beaux-Arts.) — F, condyle interne du fémur; — TI face interne du tibia; — VI, muscle vaste interne du triceps crural; — CT, couturier; — GI, grêle interne; — DT, demi-tendineux; — PO, patte d'oie formée par les tendons de ces trois muscles; — JI, jumeau interne; — SO, soléaire; — TA, tendon d'Achille; — JP, tendon du jambier postérieur; — JA, tendon du jambier antérieur.

Fig. E. — Extrémités inférieures du peroné et du tibia;

Fig. F, squelette du pied. Dessins de Léonard de Vinci. (Collection de Windsor. — Voir l'explication de la figure XXVI.)

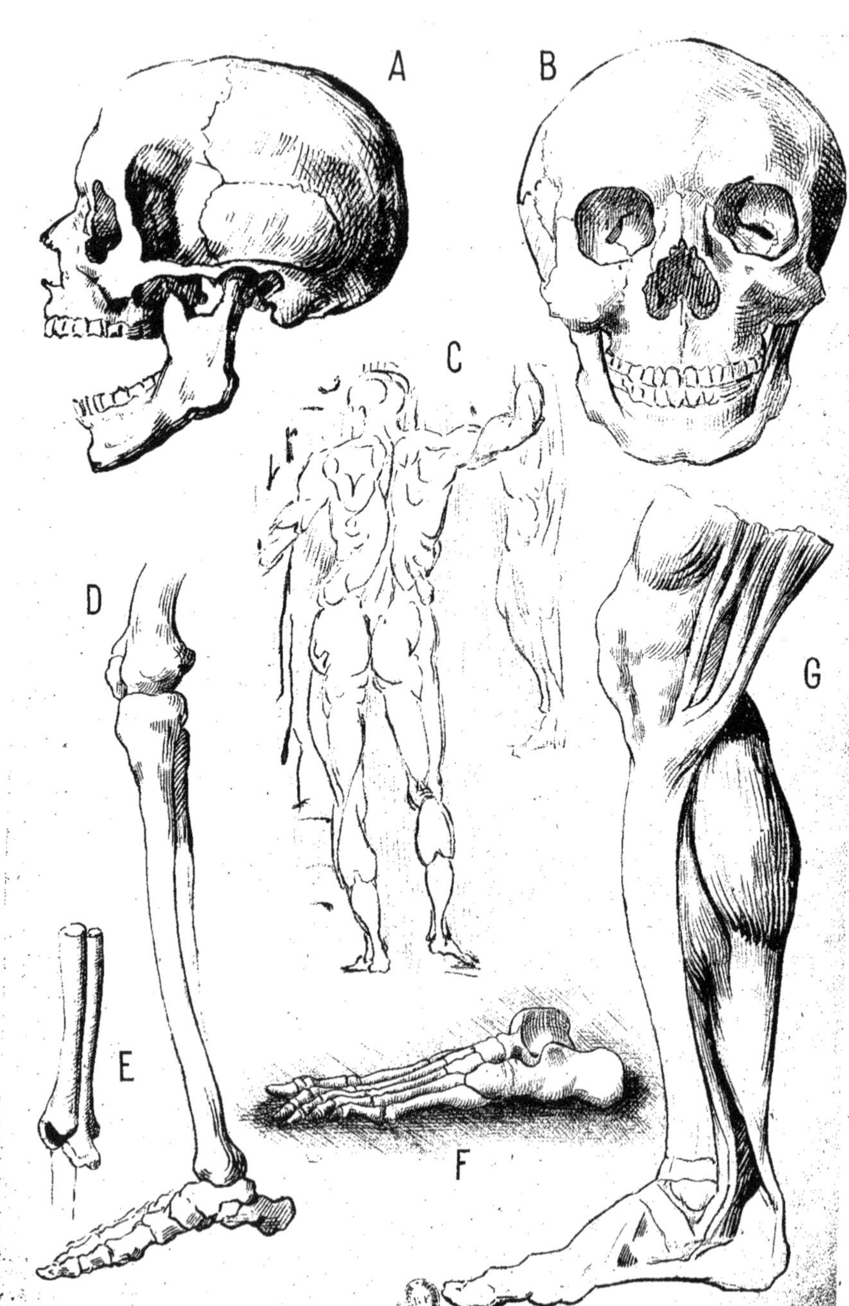
A
B
C
D
E
F
G

PLANCHE XXVI

Le pied (squelette et tendons); études de Géricault. (Bibliothèque de l'École nationale des Beaux-Arts.)

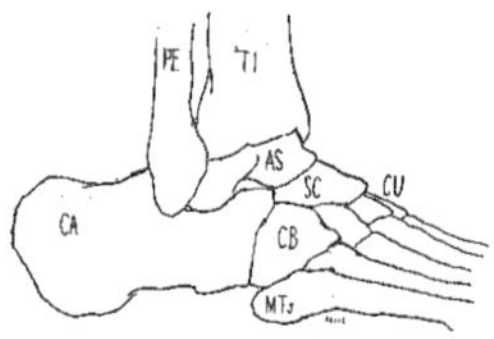

Fig. A et B. — Squelette et tendons par la face dorsale.

Fig. C et D. — Mêmes parties, vues par la région latérale externe.

Squelette : PE, le péroné. — TI, le tibia ; — CA, calcanéum ; — AS, astragale ; — SC, scaphoïde ; — CU, les trois cunéiformes, en avant du scaphoïde ; — CB, le cuboïde, s'articulant en arrière avec le calcanéum ; — MT_5, le cinquième métatarsien ; — ME (fig. D), la malléole externe.

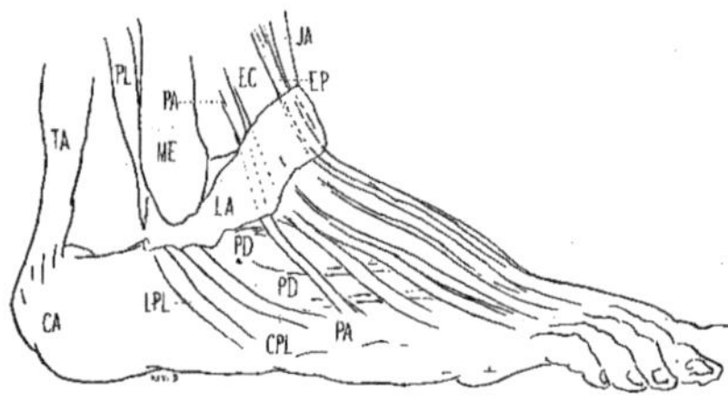

Tendons et muscles : TA, tendons d'Achille ; — PL, tendons des péroniers latéraux ; — PA, péronier antérieur ; — EC ; extenseur commun des orteils ; — EP, extenseur propre du gros orteil ; — JA, jambier antérieur ; — LPL, long péronier latéral ; — CPL, court péronier latéral ; — PD, PD, le muscle pédieux.

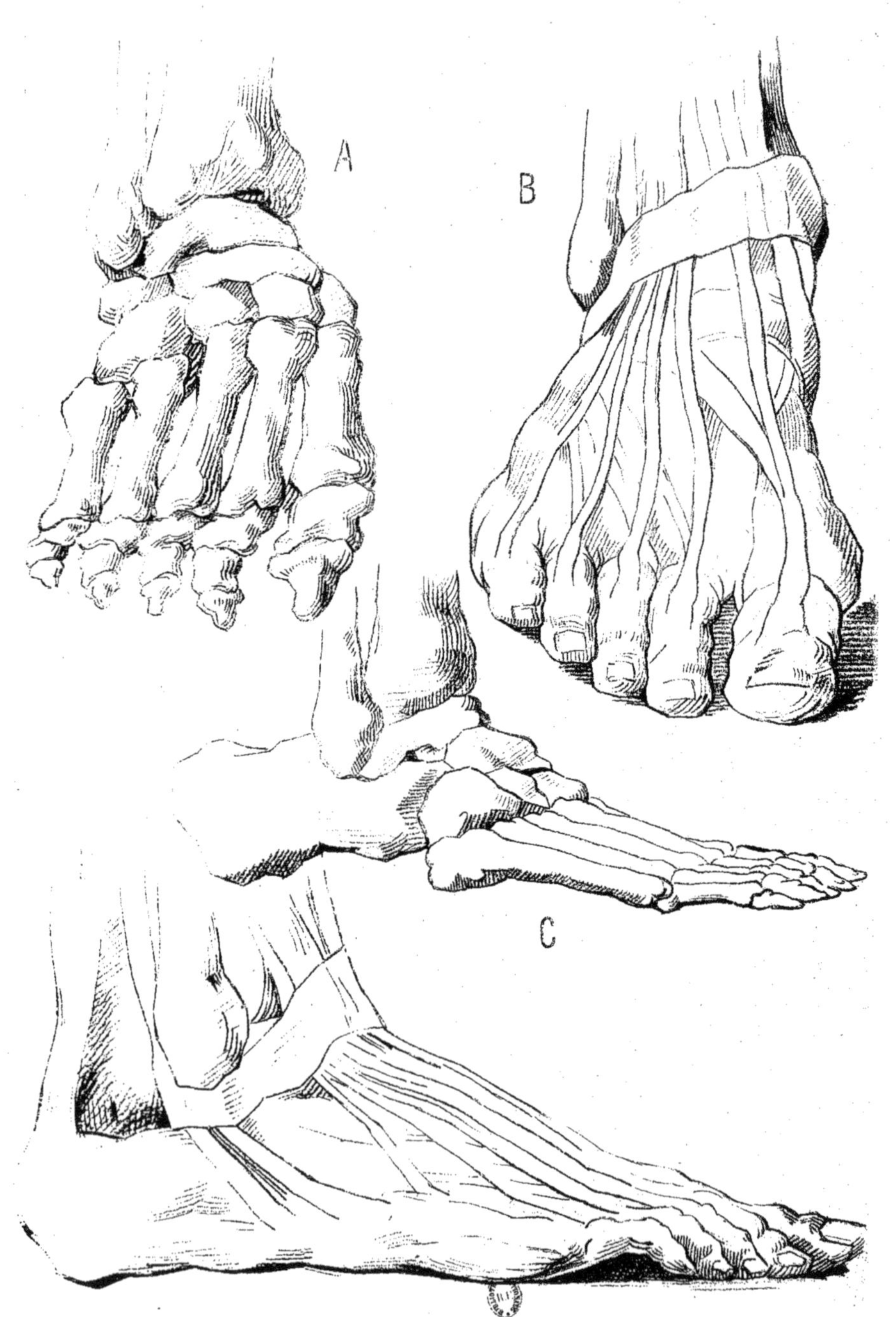
A
B
C

PLANCHE XXVII

Études de Michel-Ange et de Léonard de Vinci.

Fig. A. — Dessin de Michel-Ange, d'après la gravure de Giovanni Fabri. (Voir Choulant., op. cit., p. 10.)

TR, muscle trapèze; — ST, sterno-cléido-mastoïdien; — D, deltoïde; — BC, biceps brachial; — TRC, triceps brachial; — LS, long supinateur.

GP, grand pectoral; — GDA, grand droit antérieur de l'abdomen; — GO, grand oblique; — GD, grand dorsal.

TF, tenseur du fascia lata; — BI, biceps crural; — CT, couturier; AD, les adducteurs de la cuisse; — DA, droit antérieur de la cuisse; — VI, vaste interne du triceps crural, — F, condyle interne du fémur; — PO, patte d'oie.

JA, jambier antérieur; JE, jumeau externe; — SO, soléaire; — PL, les péroniers latéraux.

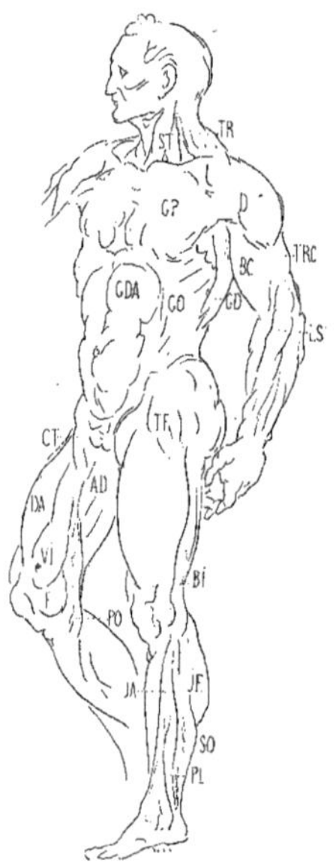

Fig. B, C, D. — Trois études de Léonard de Vinci (collection de Windsor), montrant la préoccupation de ce maître relativement non seulement à l'aspect extérieur du squelette du crâne et de la face, mais encore à la constitution interne de ces parties. — Fig. B, coupe médiane antéro-postérieure du crâne et de la face; — Fig. C, un segment enlevé sur la moitié latérale droite de la face pour montrer la large cavité dont est creusé le maxillaire supérieur.

Fig. D. — Étude du crâne et de la face dans la position normale, c'est-à-dire montrant que Léonard de Vinci se préoccupait déjà de questions semblables à celles que les anthropologistes étudient sous le nom de *plan alvéolo-condylien de Broca.*

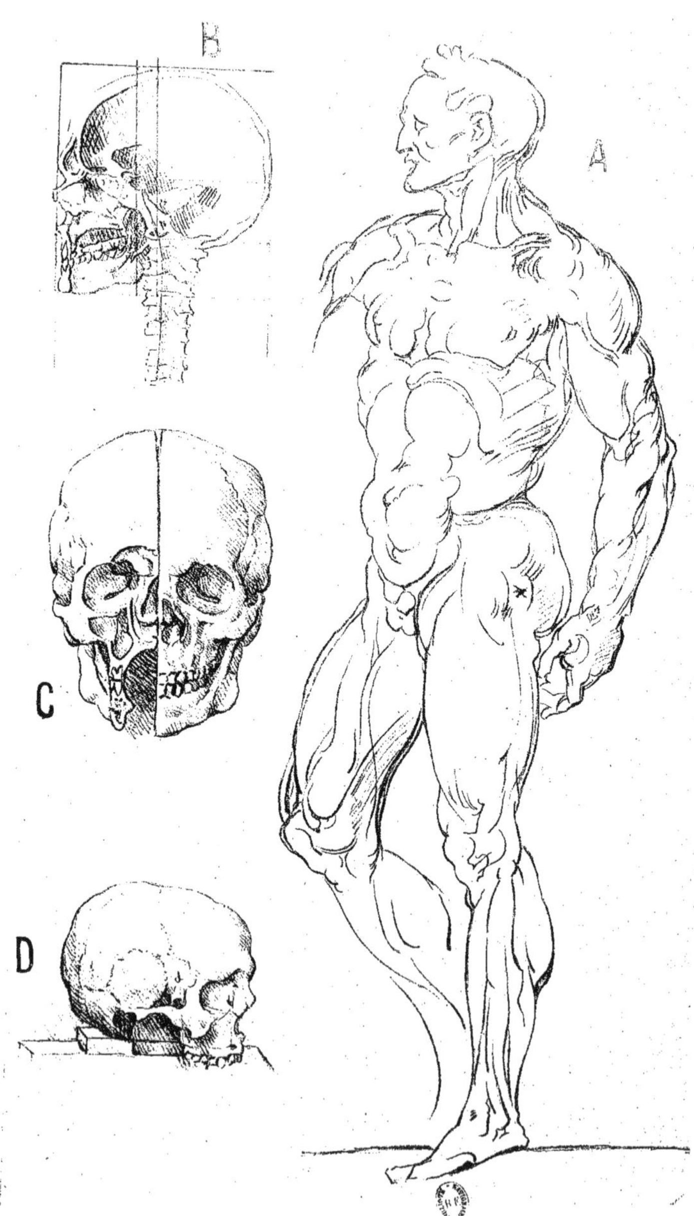
B
A
C
D

PLANCHE XXVIII

Trois dessins de Raphaël. (Musée de Venise.)

Ces figures résument, dans des vues d'ensemble, les analyses anatomiques données par les planches précédentes, à l'explication desquelles nous renvoyons. Les deux figures extrêmes (à droite et à gauche) sont remarquables par la précision avec laquelle sont indiqués les muscles, surtout ceux des membres.

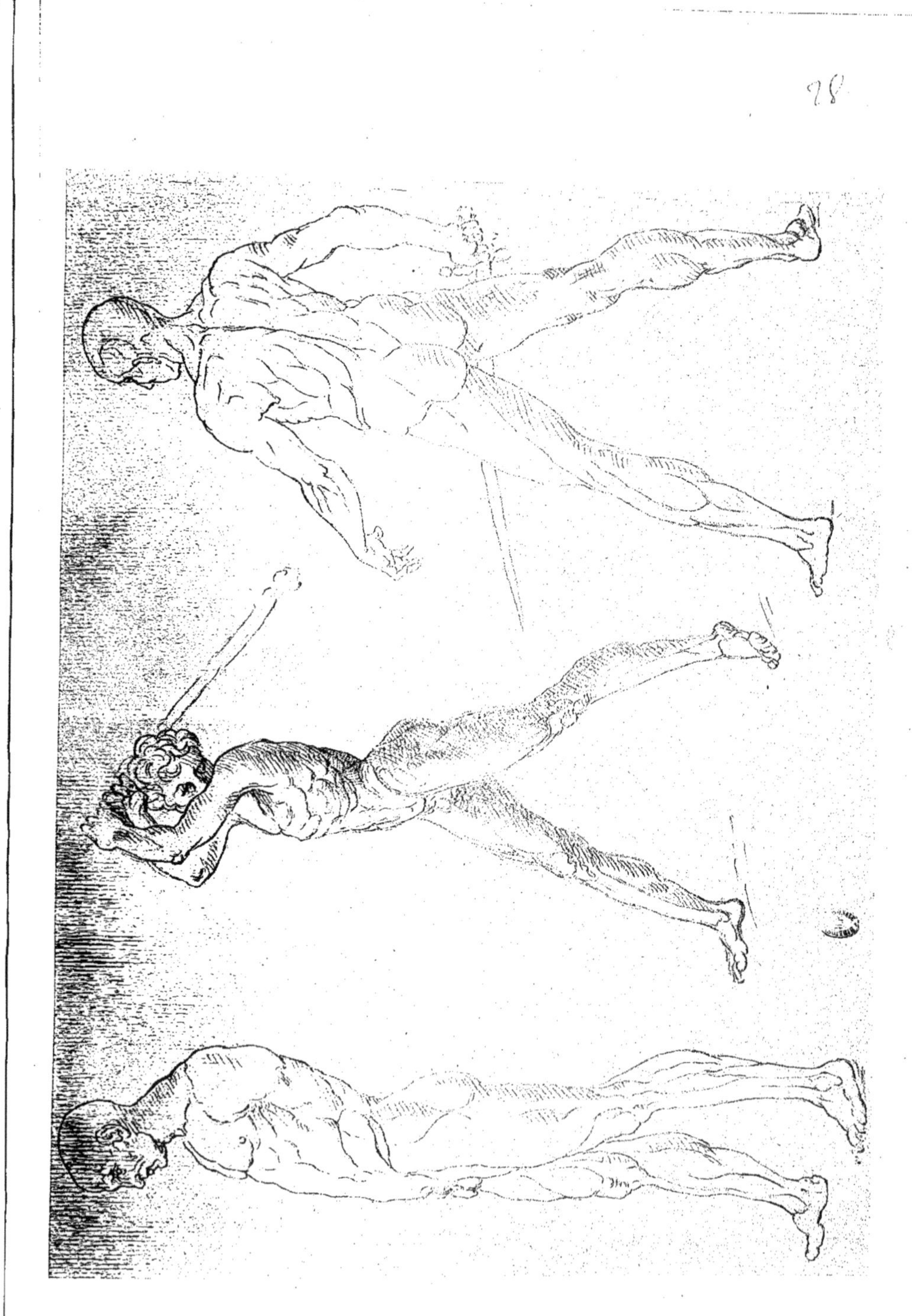

PLANCHE XXIX

Deux études de Breughel, d'après un cadavre. (Florence, *Uffizi.*) Mêmes remarques que pour la planche précédente.

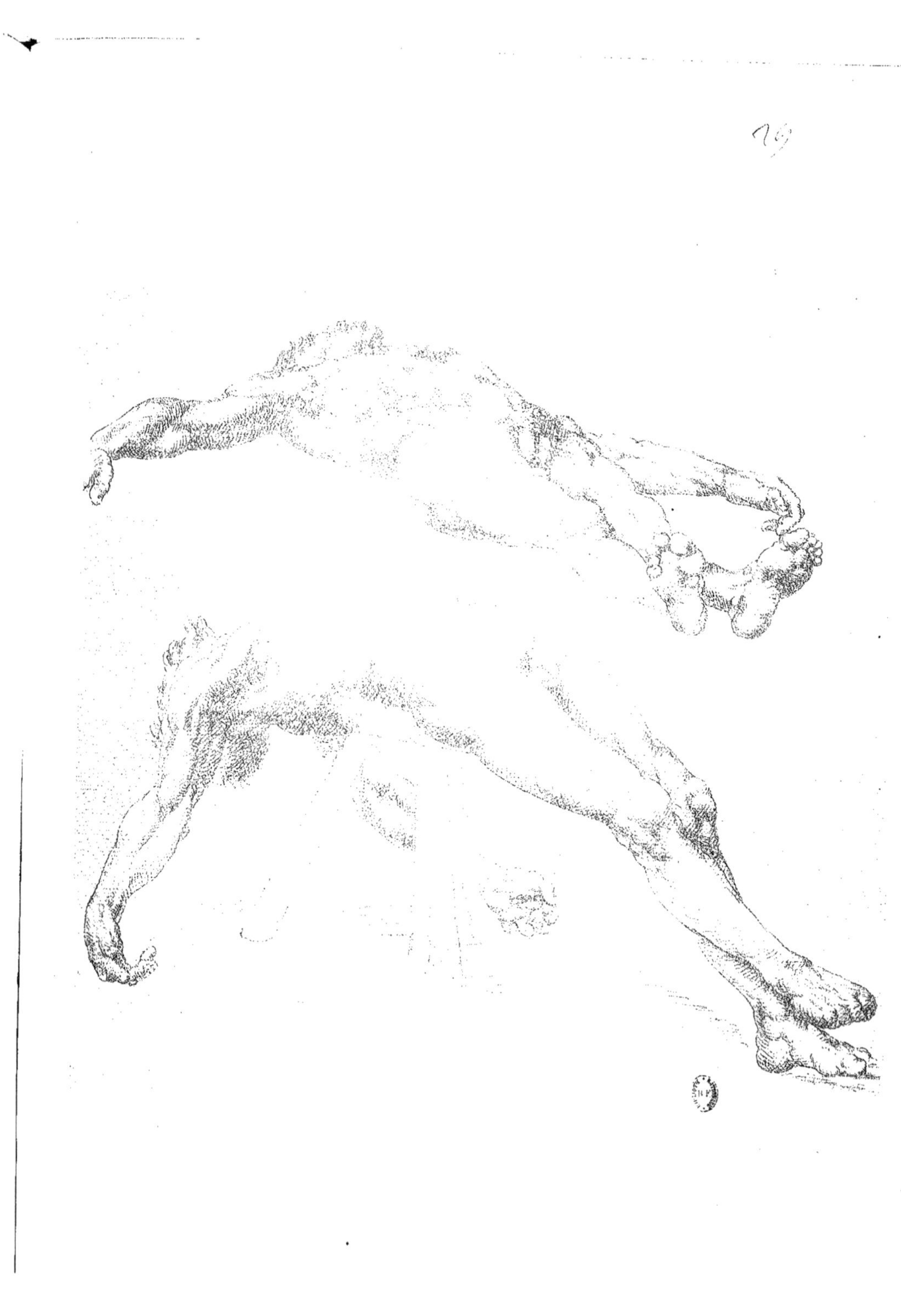

PLANCHE XXX

Étude de squelette par Titien. (Musée de Venise.)

Pour l'explication, voir la pl. V, d'après Géricault.

Ce dessin, généralement attribué au Titien, n'est cependant, dans le catalogue de l'Académie de Venise, mis sous le nom de ce maître qu'avec un point d'interrogation (*Catalogo* delle opere d'arte contenute nella sala delle sedute dell'Accademia di Venezia, 1854, page 13, n° 5) : il est accompagné de la mention suivante : « Studio della parte superiore d'uno scheletro umano; disegno a penna assai francamente condotto, e con molta intelligenza della forma e degli attachi delle ossa. »

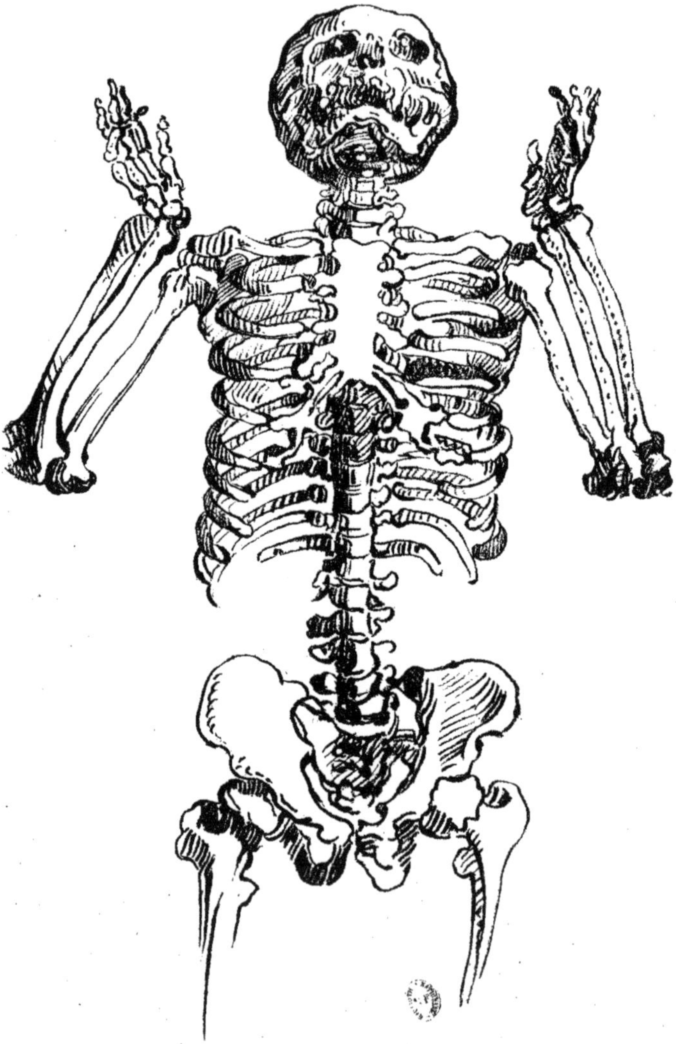

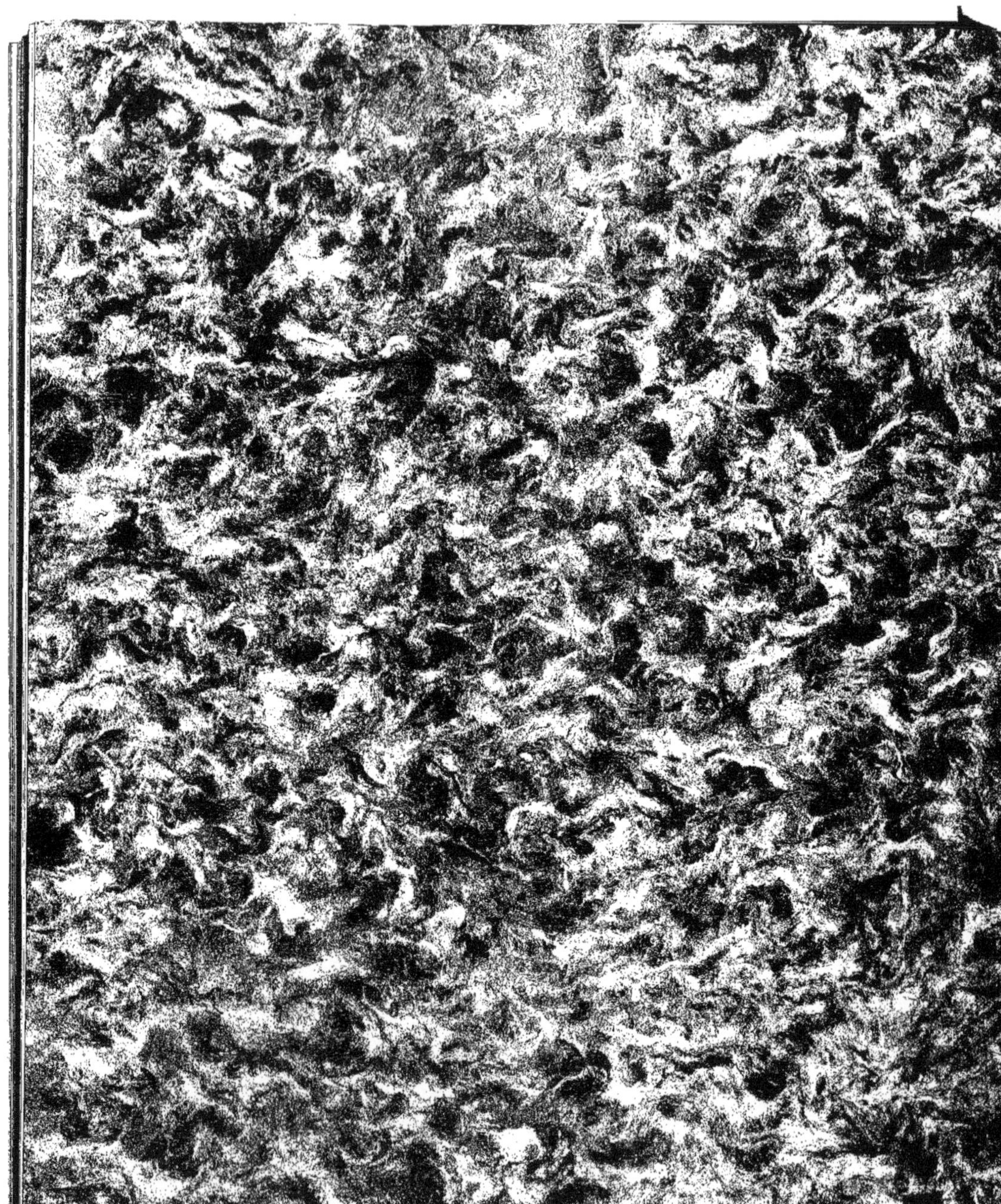

www.ingramcontent.com/pod-product-compliance
Ingram Content Group UK Ltd.
Pitfield, Milton Keynes, MK11 3LW, UK
UKHW021046200726
13857UKWH00003B/849